JN071556

食のアラカルト

本冊子の読み順はありません。

目次を眺めながら本文「食のアラカルト」を気の向くままにお読みください。

本冊子は、食品加工の総合会社である青葉化成株式会社をお客様方に知って頂くために編集している「アオバニュース」(月1回発行)のエッセンスを紹介してきた筆者が執筆分(全100回分)をまとめたものです。

目　　次

1 身から出る錆 ―生命の仕組み―

　「武士道と云ふは死ぬ事と見つけたり」とは、武士道書である『葉隠』の一節です。これを不遜でしょうが、「生きると云ふは死ぬ事と見つけたり」と文章を変えてみました。食品学の要諦を表しているように感じます。

　人間を含めて、あらゆる生物は絶え間ない呼吸によって空気中の酸素を体内に取り込み、生体内の脂肪酸などの燃料と結合（酸化）して生命活動に必要なエネルギーを得ています。この酸化物の中で、過酸化物（過剰に酸化された酸化物）の約2%ほどは細菌など外敵への銃弾として攻撃の役割を担っています。しかし2%を超す過剰の過酸化物は、しばしば暴発（？）し、周囲の大切な器官を損傷したり、正常な細胞をガン化させるなどの悪さをします。通常の範囲であれば生体内に存在するSOD（スーパーオキサイドディスムターゼ）が過剰の過酸化物の分解・無害化を担当しています。こうした過剰の活性酸素の暴走が、ガン、脳障害、心臓疾患、糖尿病などあらゆる生活習慣病やシミ、ソバカスなどの原因となっています。

　このSOD活性をいろいろな動物の体重当たりに換算して調べてみると、寿命との相関関係が認められ、リスザルでは15歳、アカゲザルは35歳、ゴリラが45歳、そしてチンパンジーは50歳の寿命であるとわかり、実測年齢とほぼ相関性がありました。他の生物ではクジラ（80歳）、アフリカゾウ（70歳）などが長命で、ネズミ（5歳）、キツネ（15歳）が短命のようです。餌のコントロールができる飼い犬が約30歳、飼い猫が約35歳です。SODサプリでも飲めば長命になるのかも知れません。人間の場合は、SODの濃度と年齢から推測した寿命は105歳〜110歳となります。つまり食品学でいう「天寿」は100歳以上で、それ以下でお亡くなりになれば、「惜しい方を亡くしました」となりそうです（SODサプリの使用による寿命の延命効果の有無は・・・、ペンディングにして下さい）。偏食などを避け、あくまでも自己管理で、ご長命を目指してください！　（2012年7月）

② 歯応え食品（食感食品？）に手応え

　美味しさは、消費者、農業生産者、加工業者が最も大切にする品質評価の条件です。親しい仲間と食べる心理的な美味しさ、適度な照明でテーブルを囲む環境的要素による美味しさなどもあります。しかし、美味しさを総合的に評価するには①甘味、②塩味、③旨味、④酸味、そして⑤苦味、いわゆる五味をまず厳しく調査することが大切です。それぞれの味覚の感じ方には成分の化学構造が大きく関係しており、五味は「化学的味覚」とも言えます。これに対して最近は歯応え（はごたえ）や歯触り（はざわり）といった物理的な要素が関与する味覚、いわば物理的味覚（これは造語です）が研究されております。研究者によれば、直径10ミクロンと11ミクロンの差は、たとえ1ミクロンの違いとはいえ、噛んだ際に違和感を生じ区別がつくそうです。結論として歯は立派な「高感度のセンサー」なのです。ご高齢になってもご自身の歯で美味しく食べることを目指しましょう。そのためにも普段から歯の定期的管理は大切なようです。

　1994年（平成6年）に高齢者向け嚥下困難者用食品の物理的基準が制定されました。高齢社会を見据えて嚥下や咀嚼を解明して、誤嚥や誤飲による事故の防止を目的としています。味覚の化学的因子と物理的因子については女子栄養大学の調理学の先生方が中心となり研究されています。プロの調理師さんたちに協力を依頼し、食べ物の持つ物理的味覚と化学的味覚の因子別の比率の調査を行いました。例えば、清酒であれば化学的味（舌で感じる伝来の微妙な味!）は70％程度、そして物理的な味（そうです、あの喉越し）が10％程度と推測されました。他方、卵豆腐では歯に絡みつくような物理的な味覚（歯触り）が70％、出汁など味に由来する化学的味覚が20％でした。

　物理的味覚は「食感」や「テクスチャー」とも呼ばれますが、最近のヒット食品を調べてみると、これからはますますこの物理的味覚が食品開発の主要要素になるでしょう。（2012年8月）

2

3 「天地人」を見直し、元気な会社に！

　昔々の職場で6年間に5件の異動辞令を受けました。専門外のことも多く、ついにはストレス性蕁麻疹を発症してしまいました。「天地人」はこの時に体得した対処法であり、何事にも応用が効くと考えます。天の時とは、その企画がいま必要なものなのか、あらゆる情報を集めて決めることです。「必要な情報を集める」という条件を満たす限り、トップダウンでの「孤独的な業務遂行」は通用します。地の利とは、施設、市場などの立地条件に加え、資材や資金の状況の見極めを指します。人の和とは相談できる人、一緒に働く人、手伝ってくれる人達の確保のことです。中国では「人財」というらしいのですが、優れた「人材」の確保は、その遇し方も含めて最も大切なことです。さらに人材、人財を育てる仕組みも必要不可欠です。たまに役立つかもしれない「人剤」や、居るだけに見える「人在」も次世代に生かす心づもりが大切です。そして、いくら鍛えても邪魔にしかならない（？）「人罪」さえも組織としては重要な役割を持ちます。

　ある会社で、より効率を上げるため、人在や人罪に相当する職員を「排除」したことがあるといいます。全員が人財、人材、人剤であり、会社の業績は右肩上がりの筈・・・と考えられたのですが、いつの間にか人在や人罪が増え、結局は「排除」まえの状態に戻ってしまったそうです。また、人を区分けする評価も難しいものです。上司が部下を評価する「上診」や、自己評価を指す「自診」は良く行います。しかし、大切にすべきは、同僚の行う「友診」であり、部下の行う「下診」でしょう。組織の嵩上げには普段から不断に天地人を見極めたいものです。（2012年9月）

ヒトデ

3

4 正しく怖がる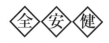

体内・食品中の自然放射性物質

体内の放射性物質
体重 60Kg の場合(Bq)

食品中の放射性物質
(カリウム40)の濃度(Bq/Kg)

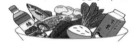

カリウム 40[*1]	4,000
炭 素14[*2]	2,500
ルビジウム87[*1]	500
鉛・ポロニウム[*3]	20

米 30	牛乳 50	牛肉 100
ドライミルク 200		ほうれん草 200
ポテトチップス 400		お茶 600
干ししいたけ 700		昆布 2,000

＊1：地球起源の核種
＊2：宇宙線起源の N-14 由来の核種
＊3：地球起源ウラン系列の核種

　未曽有の東日本大震災、中でも原発被害は見えない放射線が相手だけに大変な「戦い」を強いられています。放射線の内部被曝は食料、飲料そして土壌が主因となるため、食に携わる我々の使命と責任は実に大きいものがあります。しかし、放射性のヨウ素は半減期が短いこと、放射性セシウムは体内でカリウムと同様に比較的、体外に排除され易い挙動をとることを知って、正しい測定情報を逐一そして広く伝達することは、消費者の安心につながるものと期待します。また、これからはストロンチウムやプロトニウムなど骨組織に沈着されるものを監視すべきと考えます。実は、人体の自然放射能は8000ベクレル/60kg近くもあり、原発事故による増分は数10ベクレル程度との試算もあります。そして、放射線には功と罪があります。私たちの進化などに強く関わっていることは広く知られていますが、これは功です。私たちの遺伝子を傷つけ、がんを発症させるなど生命にかかわる問題を引き起こすこともあり、これは罪です。また、人類がこの地球に誕生してからの長い長い付き合いであることも事実です。「ものを怖がらな過ぎたり、怖がり過ぎたりするのは易しいが、正当に怖がるのは難しい(物理学者・寺田寅彦)」、食品産業に携わるものの責任として、まず正しい情報を得、そして正しく伝える先兵になりたいものです。（2012年10月）

5 化学的味覚の役割り

　化学的味覚は、甘味、塩味、旨味、酸味、そして苦味の5種類であり、最近では7種類あるとも言われています。辛味は皮膚につけると痛くなるなど痛点を刺激するので、五味には属しません。甘味は脳の栄養となり、癒しを与える栄養とされます。塩味は浸透圧を制御するもので、不足すると倦怠感などにつながります。古代エジプトでは給料の代わりに岩塩が支給され、サラリーの語源となったことはよく知られるところです。

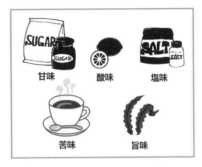

甘味　　酸味　　塩味

苦味　　旨味

　旨味以外の四原味はナイチンゲールの活躍したクリミア戦争（1900年代）の負傷者の中から味覚障害者を選抜し、その人たちに対する味覚テストから定義されたものです。一方、旨味は、池田菊苗博士らが昆布から抽出したもので1950年頃に認知されました。摂食意欲を司る因子と考えられます。

　これらに対して、酸味は「腐敗」そして苦味は「植物毒」を見極める味であり、酸味や苦みを感じる能力は、いわば私たちの身を守る防御機能に由来しているのです。女性の差別用語である（？）「ブス」の語源は「毒」からきており、トリカブトの毒にあたると無表情になることを指しています。

　最近の食品開発では塩分を少なくすることが求められ、酸味や苦味をうまく利用し工夫した食材で代替されようとしています。酸に制菌作用のあることも食品加工の上では好都合です。多方面から食品を眺めることは古くから行われてきましたが、新しい食品開発の根本でもあります。

（2012年11月）

6 「蕎麦前」って？

　蕎麦打ちの手法は日本独特の文化です。年越しの蕎麦には、山伏も修行の際に携行したことから無病息災、細長いことから長寿祈願、金細工で派生した屑を拾い集めるのに蕎麦団子を使ったことから商売繁盛等の意味もあるようです。年末時に多い胃痛や胃もたれなどのストレスを解消するためにも、蕎麦の良質なタンパク質、抗酸化作用によるストレス軽減のためのルチン、そして胃炎などに対して、修復性の高いビタミンであるナイアシンは二日酔い予防の有効成分としても知られます。

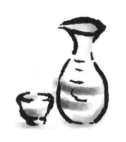

　ところで、「蕎麦前」という言葉をご存知でしょうか。昔の蕎麦屋さんは居酒屋さんも兼ねており、お酒のことを蕎麦の前に飲むものとして「蕎麦前」と称したようです。昨今、酒を飲んだ後に「ラーメンで締めよう」は定番ですが、たまには蕎麦を啜って、「昔の締め方」を楽しみ、師走の多忙を乗り切りたいものです。

　実は「蕎麦前」という言葉は昔、ソバの製粉会社を経営している友人から教わりました。ある日、友人は「雉蕎麦」という言葉を知っているかと尋ねてきました。よく合う食材の一つで雉が手に入らなくなった今では「鴨南蛮」かななどと笑いながら冷酒をもう一杯。しっかりと「蕎麦前」のことを教わりました。友人との関係も「竹馬の友」ならぬ「雉蕎麦」であったように思い出されます。（2012年12月）

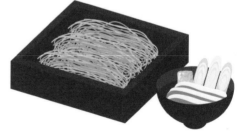

6

7 ブランドを創る　B＝P＋P　全

　国の研究所に所属していた折、研究成果の普及に腐心しました。研究者は自分の興味に固執し、消費ニーズを知らないまま独善的に研究を続ける傾向があります（ごめんなさい）。この対策に考えついたのが、東京国際フォーラム（有楽町駅傍）での展示会でした。研究成果を広く一般に展示発表するもので、国の一研究所のみの展示会としては日本初でした。全研究員は2日間、自分の研究内容をまとめた展示ブースの前で説明を義務付けられました。来訪者の引き合いの多寡は顕著であり、一般の方々を引き付けるような興味ある研究を行っているブースには大勢の人が集まり、ひとりよがりの研究者の前は閑散としておりました。消費ニーズの大切さを思い知らされた顕著な例です。

　人口に膾炙し、誰もが素晴らしい品物と感じるのがブランド（brand:B）であり、食の世界でも枚挙にいとまがありません。実はブランドを創るための方程式　B＝P＋Pがあります。

　先ずは良い製品（personality:P）の開発です。消費ニーズを踏まえた独創性あふれる製品は年に数件はどの会社でも創り出しています。これに対して私たちは通常「知財」としての保護をかけます。特許にしろ、学会発表にしろ、プライオリティを主張できるような手続きは必要です。開発担当者は製品を作ると満足してしまい、知財としての保護を忘れがちです。次に、良い宣伝（proposition:P）が必要です。宣伝チームには製品開発チームのメンバーを入れるのが最善です。自分たちの作ったものがどのような評価を受けるのか、改良すべき点は何なのかなど、まさに「生きた」キックバックが得られます。場合によっては、迅速、かつ顕著な改善が直ちに出来るメリットもあります。B＝P＋Pは、会社が元気になる「ブランド」を作る魔法の方程式なのです。　（2013年1月）

8 「パン」は「ぱん」〜技術が革命をもたらす〜

安 味

　パンの起源は9000年も前のメソポタミア文明にまで遡ります。日本には種子島に漂着したポルトガル人が伝えたとのことですが、実際に作られたのはさらに300年後の1842年とされます。日本人の特質はここから発揮され、日本文化に根ざした「ぱん」を作りました。あんパンやジャムパンを作ったことはよく知られますが、醤油や味噌など伝統食品製造で培った酵母改良技術で、全く新しいパン

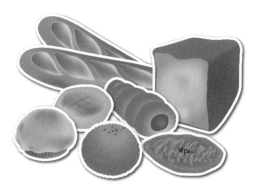

へと進化しました。以前は発酵から焼き上げるまでの工程を途中で止めることが出来ず、パン屋さんは3K職業であると教え子がぼやいていたことを思い出します。

　しかし、冷凍耐性酵母の発見と度重なる改良のおかげで3K職業から脱することができました。製造途中でも休息をとりながらパン作りができ、今日ではどのお店でも当然のように焼き立てパンを買えるようになりました。

　最近、韓国では10大財閥が国民総生産の75％を独占し、食品業界にまで進出してきました。18000軒あったパン屋さんが4000軒にまで激減し、財閥の奥様、お嬢様が面白半分にパン作りを始めた結果なのではとの憶測もありました。我が国では消費ニーズに合ったパンが各所で提供されています。日本の技術には、まだまだ「儲けの種」が転がっていそうです。

（2013年2月）

9 女性は食に貪欲！？

　大学の新入生を対象にしたゼミで、「ご飯の食べ比べ」をしたことがあります。ジャポニカ米90％にモチ米10％を混合して炊いたもの（A）と、ジャポニカ米90％にインディカ米10％を混合して炊いたもの（B）を準備し、男女各20名に（A）（B）のご飯を各15g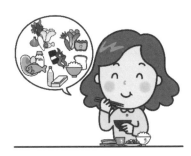
ずつ食べてもらいました。二者の相違を自由感想で述べさせたところ、（A）では、ジャポニカの甘味、モチ様の粘りが感じられ、（B）では、インディカ独特の香り、硬さ、苦味などが感じられたとの答えが返ってきました。

　ところが、これらを完璧に指摘できたのは、女性が8割を超えていたのに対して、男性は3割にも届きませんでした。原因を調べたところ、この違いは咀嚼回数にありました。男性の平均41回に対して、女性はなんと70回を超えていたのです。男性はせっかちなのでしょうか、「貪欲に味わい尽くす」のは女性であり、これは女性の特質のようです。

　毎年、その年に収穫されたコメの食味ランキングが発表されます。穀物検定協会の20名の担当者が評価します。特に美味しいとされる特Aランクに選ばれたのは、近隣では新潟4、山形3、宮城、岩手、福島が各1件でした。しかし、これまで耕作不適地とされた北海道では2銘柄、熊本では3銘柄が特Aに選ばれています。これら道県が官能評価システムをどのように構築しているかは承知しておりませんが、より正確な官能評価パネル＊を作って真っ当な官能評価をすることこそが、ブランド食品の開発・提案をする第一歩と感じました。（2013年3月）

＊官能評価パネル：官能評価に評価者として参加する人の集団のことをパネルといい、パネルの構成員をパネリストという。

10　食の安全・安心の基本は
　　「情報を多く出せば苦情は減る」にある

　研究行政に携わっていた頃、二つの「大事件」と関わりました。

　一つ目は牛海綿状脳症（別名：狂牛病BSE）事件です。日本では2001年9月以降2009年1月までの間に36頭の感染牛が発見されました。しかし、幸運にもヒトへの感染はありませんでした。当時は驚くべきことに「食は安全に決まっている」との考え方が支配し、「余計なことは言わない」との観点から、情報は隠匿されました（？）。ところがマスコミの報道を発端に、貯まっていた膿が一気に吹き出し、その結果、牛肉の輸入は制限され、国産牛まで買い控えという大打撃を受けました。情報を制限して、苦情が激増した例といえます。

　二つ目は2002年に起きたアクリルアミド事件です。糖とある種のアミノ酸とが高温で処理されると毒性の強いアクリルアミドが発生するとの報告がスウェーデンから発表されました。ポテトチップス、揚げ麺、麦茶…大部分の加工食品から基準値を大幅に超すアクリルアミドが検出されました。この時、厚生労働省と農林水産省の研究機関は「珍しく」歩調を一にして調査にあたり、食材に含まれる食物繊維が大部分のアクリルアミドを吸着・排出することを確かめ、発表しました。この情報はマスコミの協力もあり、研究機関から徹底的に公表されたのです。情報を多く提供した結果、苦情がほとんどなかったリスクコミュニケーションの好例です。

　環太平洋経済連携協定（TPP）への交渉参加が2013年6月にも開始されそうな情勢にあります。輸入食材の安全・安心は食品産業の興廃にも関係します。安全性の基本を再確認して消費者への理解に努めたいものです。（2013年4月）

⑪ 「幕の内弁当」―16万キロの旅!―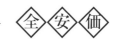

　先述の「国内農産物は安全である」との仮定にたてば、いわゆる和食惣菜を中心とした「幕の内弁当」は安全な筈です。いささか旧聞になりますが、『コンビニ弁当16万キロの旅（千葉保監修、太郎次郎社エディタス刊、2005年）』には東京のコンビニで使われる幕の内弁当の食材の仕入れ先を調べた記載がありました。いわゆるフードマイレージを平易に解説したもので、東京を起点にするとコメは秋田から450㌔、卵は愛知から260㌔、サツマイモは鹿児島から450㌔、コンニャクは群馬から100㌔の距離を移動します。これらはまだ近い方です。ニンジン、シイタケ、キュウリ（中国/3600㌔）、エビ（タイ/5600㌔）、鮭（デンマーク/22

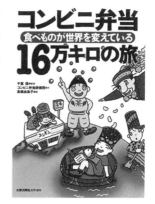

000㌔）、大豆製品（米国/18500㌔）、鶏肉（ブラジル/23700㌔）、金時豆（ボリビア/25000㌔）は凄まじい。その総延長は16万㌔にもなり、地球4周分に相当する距離を移動します。もちろん、これらの食材が自ら空を飛んでくる筈もなく、二酸化炭素を撒き散らかしながら日本に集められてきました。地球環境を悪化させているのは日本の食かも知れません。

　「消費者は王様である」とはよく言われますが、実は、裸の王様であることが大部分です。消費者の求める安価や安全性は、食材の移動距離が長くなればなるほど実現は難しくなります。TPPの議論、食料自給率、安全・安心については、王様に「適価（適正な価格）」でのご購入をかみくだいてご説明し、ご理解いただくことから始めなければならないのでは・・・。
（2013年5月）

12 「オサカナ、好キヤネン」って？

　毛細血管の太さは5ミクロン、毛髪の6分の1～10分の1程度の太さです。この細い血管の中を8ミクロンの赤血球は自身を折り曲げながら（変形能という）通り抜けます。その際に酸素や栄養分を補給し、二酸化炭素や老廃

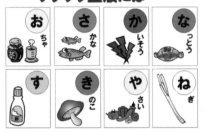

物を受け取ります。赤血球の表面に脂肪分が付いたりしてこの変形能が損なわれると、血流は滞り、いわゆるドロドロ血液となります。人間は生命維持のために一定量の血液を常に循環させなければならず、必然的に血圧は高くなります。

数百種類の食べ物のエキスで血液のサラサラ度を上げる研究が行われました（元・食品総合研究所　菊地佑一氏：東京女子医科大等と共同研究）。「オ魚（サカナ）、好キヤネン」がそのエッセンスです。すなわち、オ：お茶は栄西禅師により日本に伝えられ、その薬効は数知れないといわれます。サ：魚はDHAなど高度不飽和脂肪酸が有効であるとされ、いくつもの研究例があります。カ：海藻類にはミネラルや粘質多糖類が豊富に含まれています。ナ：納豆に含まれるナットウキナーゼという酵素や、ビタミンKが有効とされています。ス（酢）：九州大学や食品総合研究所の研究から各種のペプチドやアミノ酸が有効とされました。キ（キノコ類）、ヤ（野菜類）、ネ（ネギ類）：植物に含まれるカリウム、食物繊維、含硫黄化合物、ビタミン類など微量成分が有効であるとされました。もちろん、同様の成分は他の食材にも含まれます。「オ魚好キヤネン」を基本に、楽しみながら食材の持つ「機能性」を知ってほしいものです。（2013年6月）

13 酒の功 〈健〉

「塩は食肴の将、酒は百薬の長」とは、約2000年前の中国・漢の時代に王莽が著した『食貨志』中にある一文です。少量の飲酒は寿命を延ばすらしいことは米国での統計にもあります。アルコールの三大生理作用は、赤面、酩酊、そして利尿です。

アルコールは肝臓中のデヒドロゲナーゼ（主に2種類）という酵素で解毒され、アセトアルデヒドを経由して体外に排出されます。大部分の西洋人が持っているこの解毒酵素を、東洋人の70～80%は

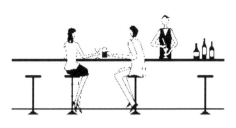

揃って持ってはおらず、約10%の東洋人は全く飲めないとされます。逆に考えれば、赤面になる人はアルコール依存症にならないための注意信号を持ち運んでいるのかもしれません。

少量のアルコールは大脳の表面部だけ軽い麻酔状態にする効果があるといいます。ストレスを解消し、抑制を軽くしてユニークなアイデアを出し易くなるとの研究もあります。会議前のアルコール摂取は、談論風発、ノミュニケーションを活発化し、良いアイデアが出る…かも知れません。

しかし、吉田兼好は『徒然草』の中で、「酒は百薬の長とは言えど、万（よろず）の病は酒よりこそ起これ」と書いています。「適量の少量の酒」とはどれほどの量か、日本酒なら1合、ビールなら大瓶1本、ワインなら200cc…どう考えても飲ん兵衛には「呼び水」程度の量でしょう。もちろん、「飲んだら乗るな、乗るなら飲むな」ですゾ！ （2013年7月）

14 ホワイトソースで大激論！？ ◇味◇

　某大手食品メーカーでベシャメルソースの商品化を検討していました。先ず、小麦粉にバターを加えて焦さないように炒めます。次いで、良くかき混ぜながらミルクを注ぎ込んで、濾します。手順は到ってシンプルであり、大手食品メーカーの担当者も百戦錬磨、手際よく試作品を作ってみました。

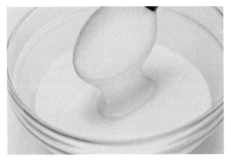

　ところが居合わせた某フレンチ店のシェフに感想を求めたところ、「売るのは勝手だが、私の店なら絶対に客に出さない」と、静かに言われたとか。いささか芝居がかりますが、担当者の怒り狂う様子は想像に難くありません。その後、実際にシェフが作ったソースと食べ比べてみると、明らかにシェフの作ったそれの方が美味しいと分かりました。

　そこでシェフと担当者の調理の様子を何台ものビデオカメラに収め、粘度など各種の機器計測も行い、すべての状況を解析してみました。その結果は、シェフがミルクを入れて混ぜる際に、ミルクを入れる時は、ゆっくり混ぜ、入れ終わったらより素早く撹拌していただけの違いであることが分かりました。「少しずつ入れて、手早くかき混ぜる」のが「極意」だったのです。

　「いくら良い材料を使っても、調理法が悪ければただのゴミ（食品廃棄物）」が教訓です。因みにこの大手食品メーカーは、このシェフに三顧の礼を尽くして入社していただき、定年まで厚遇したそうです。　（2013年8月）

15 玉を見つけて磨こう！ 〈安〉

　「のどを守って200年」のR社が、薬を飲み易くする「ゼリー状のオブラート」を上市し、好調のようです。

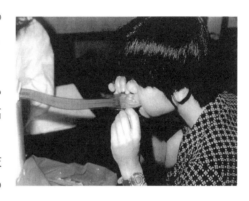

　2015年問題、即ち団塊の世代（1947〜1949年生まれ）が65歳を迎える2015年には、日本の高齢者人口は26％にも達して世界に類を見ない超高齢社会を迎えます。

　約20年前に当時の科学技術庁の予算を得て、20年後の食産業に資する基礎研究を脳、咀嚼・嚥下、そして抗酸化に限って実施しました。例えば、嚥下は咀嚼⇒食塊形成⇒嚥下で行われますが、その過程を、バリウムを練り込んだ食品を食べさせ、X線トモグラフィーで解析しています。この際、ゲルの専門家もチームに入り、食塊形成とゲルとの関係も深くディスカッションしました（『老化抑制と食品』、鈴木建夫監修、全457頁、アイ・ピー・シー社、2002年）。

　R社は超高齢社会になるという「大局を読み」、既知のゲル化剤を巧みに組み合わせて知的財産権（特許）を確保して、製品化しました。医者の協力のもと、嚥下の様子も多方面から検討していることでしょう。

　ゲル化剤は食品加工部門では溢れています。大局を読んで、試作し、知的財産権を確保して、上市したいものです。今回のR社の商品開発は、我々食品部門に携わる者にも多大な示唆を与えています。

　（2013年9月）

16 「やみつき効果」ヒットの方策！？

　1900年頃に四味（甘、塩、酸、苦）が提案され、旨味が加わって五原味となったのは1950年頃です。勿論、キノコや貝類からも旨味はとれますが、和食の基本は昆布と鰹節からとる出汁（以下、ダシ）です。合わせダシ（グルタミン酸ナトリウムとイノシン酸＝1：1）が真髄とは山口静子博士（某食品会社→東農大）らの成果です。日本食を世界進出へと導いたのはほかならぬ旨味ですが、すべての西洋人が好むとは限りません。われわれ日本人が快適と感じる魚臭を不快と受け止めるようです。味覚は本当に一筋縄ではいきません。

　最近のある雑誌に伏木亨京大教授が病みつき効果（？）について平易な解説を書いています。鰹節ダシの味や香りは動物（正確には日本人？）を幸せに感じさせるそうです。美味しい食べ物は脳の「報酬系」回路を刺激して幸せ感につながるという嗜好の基本を形成しているといわれます。鰹節ダシの効能は、イノシン酸のような呈味物質だけではなく、500種類を超える香り物質に支えられています。報酬系は、脳内麻薬と呼ばれる物質群が組み合わされて「美味しい」との感覚を得、ドーパミンという物質で「欲しい」という欲求を生み出します。そして、また食べたいという「やみつき」効果となります。

　伏木先生のグループは、老舗京料理店の協力を得て、食育の一環としてダシ汁の持つ美味しさを皆さんに試してもらっています。われわれ食に関係する者は、将来の顧客を「おもてなし」して、味を覚えてもらう工夫を普段から不断に行うことが必要かも知れません。（2013年10月）

イセエビ

17 慮の精神 全

　青葉化成株式会社会長　石田成弘氏の著書『続・ゼロからの挑戦』に「企業が大きくなると、この仕事は誰かほかの人がやってくれるのではないかとの考え方が蔓延してくる」という、いわば「大企業病」を戒める一文があ

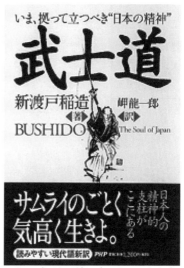

ります。新渡戸稲造の『武士道』には、仁・義・忠・礼・勇・誠・名誉などが日本人のあるべき姿として記述されており、企業人としても範にしたい規範と考えます。

　大学、国の機関などでの人間関係を学ぶ中から、大企業病を避け、武士道に通じる最も大切な考え方は、「慮の精神（りょのこころ）」ではないかと思い至りました。配慮、熟慮、思慮、考慮、浅慮など「慮」の付く熟語は数多くあります。「慮」は「おもんぱかる＝思い量る」ことですが、単に相手のことを気遣って思い遣るだけではありません。相手の殺気をいち早く感じ取り、斬りつける積極性、すなわち機先を制して局面を有利にすることも含まれています。

　TPP交渉後には食品企業が大きな決断を瞬時に下すべきことも数多くなると予想されます。一人であれこれ考え込んで失敗してしまう「千慮の一失」も避けたいところですが、石田会長の「誰かほかの人がやってくれるのではないか」という、心理学で言うところの「集団浅慮（group think）」も厳に慎まなければなりません。（2013年11月）

18 「分岐アミノ酸」の健康パワーは商品開発のヒント！？

全 健

　タンパク質は20種類のアミノ酸から構成されます。この中で、動物は8種類（必須アミノ酸）を体内で作ることができず、食事から摂り入れる必要があります。必須アミノ酸の化学構造は植物独特のイソプレノイド単位に起因し、ビタミンや天然香料などもこのイソプレノイド骨格から作られるため、「妙なところ」に枝分かれした化学構造があります。

　運動と密接に関わる必須アミノ酸であるバリン、ロイシン、イソロイシンは分岐アミノ酸（BCAA：branched chain amino acids）と言われ、生物体内での比率1:2:1で溶かした飲料はスポーツドリンクとしても有名です。医療用の輸液にもこの比率の分岐アミノ酸が用いられています。分岐アミノ酸とやはり必須アミノ酸である芳香族アミノ酸の比率は、フィッシャー比ともよばれ、肝機能の指標とされます。

　分岐アミノ酸と芳香族アミノ酸を同時に摂取すると記憶力が良くなる、メチオニンという硫黄を含むアミノ酸と同時に摂取すると美肌に良い、トリプトファンというアミノ酸と摂取するとパワーの源になるなどアミノ酸周辺の研究は枚挙に暇がありません。

　特定保健用食品の許可基準はハードルが高いようです。しかしアミノ酸を適度に使用するのであれば過剰症などは考え難く、高齢社会の健康機能に関わる食品開発が盛んになっている昨今、想定を上回る新商品開発が期待される領域でしょう。（2013年12月）

チョウチョウウオ

19 和食の真髄 全

　食品業界昨年のビッグニュースとして、「和食」が世界無形文化遺産に
登録されたことが挙げられるのではないでしょうか。美食を技法として登録
したフランス、伝統食を登録したメキシコ、そして一度は退けられましたが
地中海料理文化を登録した4か国（スペイン、イタリア、ギリシャ、モロッコ）
が食文化部門の既存勢力（？）でした。昨年は韓国のキムチ食文化ととも
に和食が登録されました。そもそも、和食については、第二次大戦後、生
活習慣病の増加に悩まされ、その対策費として25兆円もの巨費を予想し
ていた米国が、世界の食を事前研究し尽くした結果から、「和食に効能あ
り」としてまとめたレポートを提出しています。即ち、1977年の1万頁にも及
ぶマクガバン報告の中で、和食のタンパク
質：脂質：炭水化物の比率（PFC比）が世界
で最も理想に近い食事組成になると結論付
けています。なぜか今日の日本では食の欧
米化が指摘されており、「食べ方まで国が指
導するのか！？」と言われた食生活指針を提唱するまでになっています。

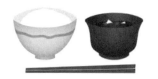

　和食の真髄については、国民誰もが一家言を持っていると思います。何
せ、毎日三食食べ続けているのですから。私には中国明代の洪自誠の随
筆集『菜根譚』にある「濃処味常短、淡中趣独真也」が思い出されます。食
育では、「こ食」を避けるべきと考えますが、こ食の中でも食品産業の関連
するところでは「濃食（こしょく）」を戒めるところにあります。即ち、「濃い味
付けは、客を数度は振り向かせられますが長続きせず、家庭料理のように
淡い中に趣があり、食の真髄がある」とのことでしょう。食に関わる私たちこ
そが世界無形文化遺産「和食」を盛り上げましょう。（2014年1月）

20 ストップ・ザ・「こ食」 全

2000年3月に新・食生活指針、2005年7月に食育基本法が制定され、「食育」が農林水産省、厚生労働省、そして文部科学省の共通課題となりました。この課題解決のためには六つの「こ食」を解決すべきと考えます。

「濃食」については前頁で書きましたが、味付けが濃すぎると一時的なリピーターにはなりますが、飽き易いとされます。家庭の味付けこそが美味しさの原点と考えられます。「孤食」は、勤めや通学などで家族の時間がバラバラとなり一人で食卓に向かうことをいいます。高齢社会がより深刻になっている昨今、食は楽しみの場ではなくなりつつあります。「個食」とは、家族それぞれの嗜好に合わせて、同じ食卓でも違うメニューで食事することを指します。孤食と同様、食卓が取り持つ家族団らんのなくなることが懸念されます。「粉食」は、ご飯を代表とする粒食とはことなり、消化が良すぎることから血糖値が上がり易く、満腹感が得られやすい反面、空腹感も早くなる欠点があるようです。「小食」は安易なダイエットを指します。21世紀に注意すべき疾患として骨粗鬆症が挙げられています。色々なダイエットを趣味のように試している昨今の女性には数多く見受けられます。ダイエットの繰り返しが骨粗鬆症の原因の一つであるとの指摘もあり、けん制したい風潮です。「固食」は頑固の固で、マスコミなどで報道されるバッカリ食を指します。マヨネーズを常時携行しているマヨラー、唐辛子をダイエットも意識してか真っ赤になるまで振り掛ける者など固食愛好家は潜在化しています。

濃食・孤食・個食・粉食・小食・固食をなくすよう啓蒙するのは、教育現場だけではなく、食品製造関係者の使命とも考えるべき時代なのでしょうか。（2014年2月）

21 食の安全保障 安

　2001年10月10日に米財務省は「食の安全保障(Food Safety and Security)」と題する報告を出しました。9月11日に発生したニューヨーク同時多発テロの1か月後で、米国が食品によるテロに遭ったことを想定し、まだテロの起きていない時点での食品による人的被害を明らかにしたものです。世界的にも感染疾病の司令塔的役割を担っている米国疾病管理センター(CDC)のまとめたもので極めて信頼性の高いものです。

　その中で、人口3億8000万人のアメリカの一年当たりの食品による罹病者数は7600万人、入院者数は32.5万人、そして死者数は5000人であると述べています。これを人口1億3000万人の日本に換算してみますと、罹病者数は2600万人、入院者数は24万人、そして死者数は3700人に及ぶことになります。

　確かに、ノロウィルスが風邪の症状と酷似し、ノロウィルスも原因の一つである感染性胃腸炎での死者数が2300人(2012年)であることを「食中毒が原因」と短絡的に考えればこの数字は納得できますが、ノロウィルスが原因の食中毒の患者数は1万7600人であり、死者数は0人であるとの統計(2012年)もあることからすれば、日本の食中毒の死者数が3700人に及ぶことはあり得ません。

　日本人が頑丈に出来ているのか、米国人が脆弱に出来ているのか、はたまた、日本の医療機関や医療保険制度が充実しているのか、米国が盛んにTPPで「改悪」を目論んでいる医療保険制度が悪いのか、種々の疑問が浮かんできます。あっ、日本の食品産業技術が極めて高度であると考えるべきでしたね！ （2014年3月）

マグロ

22 「腑分け」と「俯瞰」 ◇味◇

　大学での授業担当を辞することにしました。任官して約30年間は「分析」を中心に仕事をしてきました。会社流にいえば、「消費ニーズを見据えた開発を行い、多様な販路を獲得する」方向を教えてきたと考えます。西洋流の合理主義、杉田玄白の『解体新書』のような「腑分け」思想が根底にあったかも知れません。しかしながら、近年の授業などでは、いわば東洋的ファジー(曖昧さ)の重要性を中心に講じてきました。「木を見て、山を見ず」を戒めるところから出発しています。官能評価や市場調査の大切さも並行して教えてきました。

　大学に勤めたばかりの若造の頃に、香りの研究一筋の尊敬する先生がおられました。当時最新鋭の機器分析法をMIT(マサチューセッツ工科大学)で学ばれ、バナナやお茶などに含まれる数百もの香気成分を化学構造も含めて全て突き止めるなど極めて詳しく研究され、学会賞など受賞歴も数多い先生でした。酒の席もお好きで、何度かご一緒したついでに不遜にも、「先生の香気成分の研究は分かりました。似ているものでも良いのですが再現は可能ですか?」と尋ねたことがあります。曰く、「似ているものはできるが、完全な再現はできるはずがない!」。最近、某メーカーが香料に関する成書を上梓しましたが、天然の香りの完全な再現は至難のようです。

　商品開発などで食材を見極める際には、西洋流の合理主義に基づく「腑分け」的思考と、東洋的ファジーさを大切にした「俯瞰する」思想との融合を肝に銘じたいものです。(2014年4月)

マンタ

23 モナリザの苦笑 健

モナリザは生活習慣病に罹っていたといわれます(篠田達明、『モナリザは高脂血症だった』新潮新書、2003年)。ダビンチの描いたモナリザの左目頭には中性脂肪の摂取過多によると思われる黄色腫が確認できます。コレステロールを多く摂取し続けた彼女は、アキレス腱周辺に脂肪が溜まって俗にいう大根足(piano leg)であったと考えられます。諸説ありますが、妥当なモナリザの身長は163cm、体重は74kg、BMI(肥満度)は27.5と計算できます(適正値は25以下で、彼女の場合、約15kgの減量が望ましい)。モナリザの謎の微笑の真実は苦笑いであり、両手は腹の出っ張りを隠していたのかも知れません。

日本人間ドック学会の新基準が2014年4月4日にプレス発表されました。「患者さんを増やす作戦では?」といわれた従来の「正常値」の範囲が拡大されました。BMIは従来男女ともに25未満とされておりましたが、男性では27.7未満、女性では26.1未満が正常値と変更されました。血圧では従来、男女とも最低血圧で85未満、最高血圧で130未満でしたが、新基準では最低血圧は51〜94の範囲内、最高血圧は88〜147の範囲内となりました。中性脂肪は現行では150mg/dl 未満を良しとしておりましたが、新基準では男子は199mg/dl 未満、女子では135mg/dl 未満へ変更されました。従来は140mg/dl 以上がメタボ検診の対象であった悪玉コレステロールは、男子で178mg/dl、女子は年齢で三段階に分かれますが190mg/dl 未満が正常値と変わりました。

新基準に適っていても病気のリスクが減ったわけではありません。あくまでも健康の物差しとしての基準に違いはありません。この基準の中では、塩分に対しても減ずることを求めております。一昔前には塩分摂取の基準は1日10gでした。今回の変更で男性は9gから更に8gに、女性は7.5gから更に7gに減塩することが推奨されています。

「薬食同源」と考えれば、我々食品産業関係者こそが、消費者の健康を留意する時代になってきました。商品開発やキャッチコピーにもモナリザの意見を取り入れたいものです。 (2014年5月)

24 「食と健康」の6ジャンル、もう一度復習です〈健〉

　食と健康の関わりを考えた、いわゆる機能性食品は①細胞分化系、②神経系、③内分泌系、④外分泌系、⑤循環系、⑥免疫・生体防御系の6分野で研究が開始されました。①細胞分化系：小人症や末端肥大症などの食による改善を目的とした領域で、成長ホルモンなどの研究がこれに相当しますが、ヒトに対しては適用されていません。アワビ等の養殖魚介類の成長促進などに応用されてきました。②神経系：飲食した場合その行為が「楽しくなる」様な成分で、ランニングハイに代表される脳内ホルモンの研究がこれにあたります。母乳成分であるオピオイド様ペプチドの応用がなされ、赤ちゃんの「吸いつき（？）」はかなり良くなりました。③内分泌系：高脂血症や糖尿病など内分泌系疾患の軽減をめざすもので、食品としては「消化管中で分解されずに体内に入る」、という関門があります。食事と体育とが共同歩調をとる領域かも知れません。④外分泌系：各種消化液の分泌を抑制または亢進させ、食品成分の吸収を制御する成分をさします。最近ではポリフェノールを中心とするサプリが提供されています。⑤循環系：血圧抑制など循環系の改善を目的とする食品成分をさします。取り込みやすいオリゴペプチド類やポリフェノールなど数多くあります。⑥免疫・生体防御系：免疫細胞を増やしたり、ガンの予防を目的とした食品成分の研究をさします。自身を移動できない植物が過酸化物質を処理するために恒常的に生産する物質で、それをヒトが利用しています。

　連れ合いがダイエット目的などで抗酸化物質を中心とするサプリ（米国製）を購入しました。日本では抗酸化領域の機能性食品の研究は盛んですが、極論すれば全て、日光の恵みを受ける農産物はこの作用を持っており、我が国での許可は難しいようです。「外圧」で免疫・生体防御系の食品機能に突破口が出来たら…ビジネスチャンスです！（2014年6月）

25 みずみずしい話 健

　人体には約50％（老人）から70％（幼児）の水分が含まれ、水と健康との関連を解明しようとする研究も数多くあります。約15年前に国会筋のご要望で、パイウォーター、電解水、磁化水、アルカリ水、酸性水、単分子水（ナノウォーター）、還元水など、当時喧伝されていた機能水を総合的に調査・研究したことがあります（約5000万円×2年間）。ほぼ同時期に機能水研究所（数億円×5年間、A東大理学部名誉教授が所長）、厚生省や通産省（いずれも当時）の附置機関も水の評価を行っております。その結果、酸性水（次亜塩素酸を含有）以外の機能水の効能は全て否定されました。もちろん、オゾン水（オゾンを含有）、海洋深層水（減微生物）、超純水（蒸留水をさらに純化）は原理的にこの範疇ではありません。

　例えば、水は、水分子同士で結合しやすくクラスターという塊を簡単に作ります。このクラスターは「塊」であるため体内に吸収されにくく利用されません。これに対して基本単位である単分子水（ナノウォーター）は容易に体内に吸収されて諸病を防ぐとされ、長野のある公立病院でも効能を期待されていました。そこで単分子水膜となれば表面張力は小さくなるはずと、表面張力の微小変化を調べたところ、確かに単分子水は存在しますが、その寿命はナノセコンド（10億分の1秒）レベルであることがわかりました。つまり実用とは程遠いものでした。

　この水を発生する装置を数百万円で新築の家に取り付けたが効能がないということで、私の勤めている食品総合研究所を訴えたい旨の電話を受けました。「評価する研究を行って効能を否定したもので、有効とは言っていません」との回答をし、誤解を解きました。その後も多くの機能水が出ています。火を崇める宗教が「拝火教（ゾロアスター教）」であるなら、「拝水教」とでもいえる流行でした。水の泡とならないよう十分に調査・検討して導入して欲しいものです。（2014年7月）

26 食品表示法施行への備えは如何？

　各都道府県に立ち入り調査の権限が認められ、是正勧告に従わない法人には最高1億円の罰金が科せられます。JAS法（農林水産省）、食品衛生法、健康増進法（厚生労働省）の表示部分が食品表示法に一本化される法律が成立（2013/06/28）し、2年後までには施行されます。2009年9月に発足した消費者庁が規制と関係事務を一元的に所掌し、法律の施行後5年以内にすべての加工食品に栄養表示も義務付けられます。

　「まだ6年もある」と考えることもできますが、最速には約1年で法律に則った表示の食品が上市され、未表示食品との区別化による「品質の良さ」を誇示するようになれば、「やらざるを得ない」状況となります。早めに手を打つに限ります！

　今年の青葉化成株式会社主催の技術セミナー（H＆Sセミナー）では、食品表示の基本理念から法整備、そして食品表示の担当者を養成するための表示検定までの全般を仕切ってきた池戸重信前・宮城大学教授に、「これ以上の内容はあり得ない」講演をお願いしております。

　この表示検定制度に臨み「上級食品表示診断士」の資格を取得した教え子が、先日、飲食業界の責任者の方々に講演をさせて頂きました。驚いたことに翌日には某有名ホテル料理長の方から、「うちの従業員に対しても周知徹底したいので、是非、講義をお願いしたい」とのご依頼を頂いたとのことです。

　食品表示については会社組織全体の風通しを良くすることが肝心であり、そのためにも早期からの従業員教育と対処訓練が必須です。転ばない先から杖を準備しましょう。（2014年8月）

サンゴ

27　塩加減の近未来は？　

　ピラミッド造営の労働対価が塩であり、給料（サラリー）の語源であることはよく知られています。2000年前の漢時代に王莽が著した『食貨志』には「塩食肴之将」と「酒百薬之長」と並び称され、ナイチンゲールの活躍したクリミア戦争直後（1900年初頭）に四原味（塩、苦、甘、酸）の一つに奉られるなど塩の大切さは不滅と思われてきました。

　ところが、塩は生活習慣病の引き金でもある高血圧症の原因とされ、数年前までの10g以下から、最近では男性8g、女性では7gまでに減じろとのお達しが出るほどのワル者になりました。なぜ食塩は迫害されるのか、他の味については全て代替物質が存在することにあるとは解釈できないでしょうか。甘味では蔗糖を官能検査の標準としますが、キシリトール、果糖、エリスリトール、一部に再登場しているズルチン等々、異性化糖工業も含め多彩な甘味が提供されています。旨味はグルタミン酸ナトリウム、酸味は酒石酸、苦味はカフェイン（旧・硫酸キニーネ）を標準としますが、多くの食材が代替となります。

　塩味については、「人間の生命は血液中の0.9％の塩化ナトリウムがなくなるとアウト。調味料のうち塩だけは代替品がありません（原文のまま）」とあります。予防医学的見地からも減塩は必須とすれば、食品産業従事者は代替品の工夫をしなければなりません。塩カラ味ペプチド、グリシルリジン、オルニチルタウリン混合物を含む塩味液、カリウム、マグネシウムや各種のタンパク質消化物を加える工夫などが特許となっています。

　この際、科学的にも証明できる喫煙バッシングと同じ道をたどらぬよう、「行き過ぎた減塩は健康を損ねる（『「食塩」—減塩から適塩へ—』、木村修一＆足立己幸編、1981年）」と開き直りましょう。（2014年9月）

ミノカサゴ

27

28 「コク味」調味料！ 全味

「美味しさ」は五原味から始まり、渋みや辛味から食習慣や体調に及ぶまで、実に広い要素から成ります。食品産業に携わる者であれば、コク味（body；満足感や充実感、奥行きの豊かさ）は、リピーターを確保するためにも、追い求める目標の最たるものです。このコク味についての我が国の研究は、数歩以上も世界に先んじています。

約100年前にMSG（mono sodium glutamate：グルタミン酸ナトリウム）が旨味物質として、新規の味（原味）か否かの50年論争（？）の中心にあったと同様に、コク味論争の勃発が予想されます。このコク味については、「継続性・充実感・厚み」を兼ね備えたうま味物質が存在し、これがコク味物質の元となるとか、僅かな苦味や渋味などの雑味が甘味や旨味に混じることで味を複雑化して「奥行」や「広がり」を増すとか、食品に脂を加えたり、とろみを加えると生じるとか、食品中の微細分子や脂質などが微妙なテクスチャー変化として感知されるとか、諸説入り乱れています。

数年前、生体内の酸化還元物質であるグルタチオン（GSH：γ－グルタミル・システイニル・グリシン）が旨味物質、苦味や渋み物質と反応してコク味を引き出す「らしい」ことに気付いたA社は、添加物としては許可されていないグルタチオンに代えて、γ－グルタミル・バリル・グリシンを合成したところ、「コク味調味料」になりうることを発見し、特許さらには安全性の審査を通して、食品添加物としての許可を得ました（「日食」2014/08/25 11056号）。

食品産業が苦労に苦労を重ねてきた「コク味」の難問を、このコク味調味料ですべてを解決するとは思えませんが、きわめて重要な方向を示してくれたと考えられます。（2014年10月）

アジ

29 「健康な食事マーク」って？

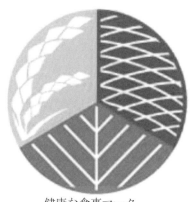

健康な食事マーク

　5年ほど前に、お弁当の機能性を調べたことがあります。三大栄養素、ビタミン、ミネラルの他に、血圧上昇抑制作用（アンギオテンシン変換酵素阻害能）と肥満抑制作用（リパーゼ活性阻害能）を、市販のお弁当と学生食堂のメニューについて実験・調査しました。その結果、「幕の内弁当」系（？）の優位性が確認されました。

　厚生労働省は2014年度から、コンビニ弁当、総菜類、レストランのメニューなど一食当たりの調理済み食品に対して、健康寿命の伸長が期待できる成分の調査を実施する予定です。誰が、どのような項目を調べるかなどの詳細については承知していませんが、例えば、弁当については、主食、主菜、副菜について、国民全体で不足気味とされる食物繊維やカルシウムなどのミネラル分について分析調査し、「健康な食事マーク」ラベルの貼付を推奨するとのことです。

　今までの食品の栄養成分分析といえば、三大栄養素など、何の成分が何％含まれるといった、いわば微視的な「腑分け」の表示が全てであり、一般の消費者でこうした表示を「読み取る」のは難しいものでした。しかしながら、巨視的に、そのトータルを表わす新しいマークがつけば、消費者はこれを選択する可能性が高くなるはずです。食品の製造にかかわる方々には巨視的に食を判断し、消費者に示すという新たな難題を課せられたのかも知れません。（2014年11月）

30 「非食産業」ノススメ 全

　毎月第三水曜日を「水産の日」として、消費者の魚食離れから脱却しようとする試みがなされています。(宮城県での初開催となる)2014年11月19日にはキックオフイベントが県内各地で開かれました。今月のニュースとしてはサメ・貝でサプリを作るなど水産資源で新事業を行う取り組み(日経新聞2014/10/25)が目をひきました。気仙沼市では、「気仙沼水産資源活用研究会」が発足して、未利用資源の高付加価値化を行い、共通ブランド「けせも」として販売するということです。菅原気仙沼市長は、「新たな価値をつけた製品開発を行う」ために、東北大、東京海洋大、キリンなど食品企業や化粧品会社との連携を行うと発表しました。

　世界無形遺産登録された和食の食材数は、欧米の6倍の約12000種類にも達します。その大部分が海産物であり、陸上の食素材数を凌駕しています。フランスの法律家であり、グルメの元祖でもあったブリア・サヴァランの言葉(『美味礼讃』、アフォリスム)に、「新しいご馳走の発見は、人類の幸福にとって新しい星の発見に勝る」とあります。水産物の未来には数多くのご馳走、星々が、輝く順番を待っています。

　また、最近、化粧品会社など「非食産業」の参入が目立ちます。同じ生物資源を材料としても薬品や化粧品など極めて大きい付加価値を期待できる非食産業は水産業の新しい未来をもたらすかも知れません。ただ、産学官連携はともすれば表面的な交わりに終始し、真の交流がかなわないことも多々あります。情報を密に交換した真の産学官連携を目指し、新しいご馳走を発見しましょう。(2014年12月)

ウミウシ

30

31 「定性」と「定量」と 〈全〉

　唐突ですが、一円硬貨の重さは1グラムです。その1000分の1が1ミリグラム、以下、マイクロ、ナノ、ピコ、フェムト、アト（10^{-18}）…と続きます。有機化合物である食品成分はその大きさ（分子量）にもよりますが、フェムトグラムで検出し、ナノグラムもあれば化学構造式がわかります。職人的（芸術的？）ともいえる繊細な気配りは必要なようで、通常は蛍光法といって、入浴剤にも使われるフルオレッセインを食品成分と結合させて検出します。STAP細胞など極微量な変化の検出にも同様の手法が用いられています。

　現代の手法によれば、清浄無垢である筈の南極大陸からも、人類が作り出した最悪の毒物であるダイオキシンが検出されました。空気清浄器を動かしている程度の一般家庭では、ありとあらゆる化合物が検出されます。「気付かないほどのオヤジ臭」でも、臭いに対して敏感な娘さんたちには高感度で検出され、無非道ともいえるほどの非難を浴びます。

　このように「ある物質の存在が確認できる」ことを「定性分析」といいます。再度になりますが、検出器の発達した現代では、ありとあらゆる物質の存在を検出できるかも知れません。ただ、「どの程度の量が含まれているのか」という「定量分析」の方が重要です。特に放射性物質については数分子（10^{-23}）でも検出（定性）は出来るので定量分析的視野でみることが必須になります。

　物理学者の寺田寅彦博士の「物を怖がらな過ぎたり、怖がり過ぎたりするのはやさしいが、正当に怖がることはなかなか難しい」を見据えて、食の安全・安心に新展開を図ることを考えましょう。新・食品表示法施行も間近に迫っています。（2015年1月）

チンアナゴ

31

32　「ホルモルシス効果」ってご存じですか？

　一般市民や大学の食品関連学生を対象として講演をする機会があります。「ものを正当に怖がることは難しい」との物理学者・寺田寅彦先生の言を引用して放射線に関する話題も入れていますが、原発関連の内容ではホルモルシス効果についてよく質問を受けます。例えば東北地方であれば、玉川温泉の特別天然記念物である「北投石」についてです。微量に含まれるラジウムによる低放射能での特異的感受性が、様々な病気を癒す「湯治」の効果物質として考えられていますが、このような治癒効果（ホルモルシス効果）は本当ですかという質問です。

　アメリカ航空宇宙局の調査で、宇宙空間で大量の放射線を浴びてきている筈の宇宙飛行士の健康が極めて良く、実は低放射能であるが故のホルモルシス効果ではないかとか、長崎の調査では爆心地から遠く離れた地域に住む被爆者の平均余命が有意に長いとか、低線量の放射線が体内の過酸化物を分解することがホルモルシスの本体であるなど、「放射能善玉説」を支持するための（？）極めてむちゃぶり的な根拠が示してあります。100ミリシーベルトでの発がん率の上昇は0.5％程度に過ぎず、福島県内の40ᵏᵐ圏では、その約5万分の1程度である2マイクロシーベルト/時間程度であることも「安心させる」根拠のようです。福島県内で暮らせば長命になるでしょうか？　低線量での長時間被爆については未だ解明されない課題が多くありそうです。

　短絡的に解されないよう再度ですが、「温泉の癒しの効能については大いに認めます。でも、ホルモルシスは、『あって欲しい迷信』だと思います」が私の結論です。食品に関心の高い方々こそ、正しい知識を周辺の方に教えていただきたいものです。（2015年2月）

33 品質を担う「情報食品」　安／健

食は、美味しさ、健康、安全・安心、そして適価の四要素からなると考え
てきました。食を元気な産業として成立させるためには、単に価格を安くす
るだけでは消費者の求める安全性や健康性を保証することは不可能であ
り、適価こそがウィン－ウィンの条件になると考えます。しかしながら、安価
な食品を求める消費者が、「高額であっても納得して対価を支払う」には、
より高い品質が求められます。安全・安心な食材で、美味しく、健康にも良
いひと品が高品質の条件と考えられ、適価を支払ってもらえると考えます。

これら品質を担う三要素のうち、美味しさは五感で感じ取ることができ、
消費者も納得できます。しかしながら、健康に寄与するとか、安全で安心
な食材ですといわれても消費者は「五感で感じ取れない」だけに実感でき
ないのではないでしょうか。いわゆる風評被害の大部分が、この「感じ取れ
ない」部分に由来します。つまり、健康と安全・安心には「情報」が必須と考
えられます。21世紀は情報を付与した「情報食品」を適価で販売する時代
になるかもしれません。

安全・安心については食品表示の義務化、トレーサビリティ等々、健康
についてはトクホや嚥下困難者用食品の物理的基準を始めとして多くの
表示、基準設定がなされようとしています。五感で直接感じ取れない諸条
件を過不足なく表示することが、適価での販売のために今こそ求められて
います。（2015年3月）

ウミウシ

34 食品の新たな機能性表示制度

　いささか旧聞になりますが、2014年6月に規制改革実施計画や日本再興戦略が閣議決定され、食品の機能性表示制度が検討されました。約25年前に現在の特定保健用食品(トクホ)が厚生省主導で制度設計され、ヒトの介入試験など時間、経費とも莫大となりました。当時の厚生省担当局長と私的に会った折に、「健康や安全に関しては厚生省の所管である。農林省は作る方に専念されれば」との話を憮然として聞いたことを鮮明に覚えています。

　食品(食材)と健康性との関わり合いについては、トクホと、12種類のビタミンや5種類のミネラルを対象とした栄養機能食品の表示があります。トクホはヒト介入試験が要求されており、一般の食品企業にとってはハードルの高いことには変わりありません。米国ではダイエタリーサプリメントがこの間を埋め、消費者の需要に適った対応をしています。今回の機能性表示はまさにこの領域をカバーするもので、ヒト介入試験「または」査読付き論文を引用した申請(当該成分の分析法を含む)で「機能性」を表示できます。例えば、「ミカンなどの柑橘類にはβ―クリプトキサンチンが含まれる。この物質にはメタボを予防したり、発ガンを抑制したり、骨を丈夫にするなどの効果がある(疾病名は表示不可)」との表示が出来るようになります。

　3月に全国で実施された説明会では、東京の定員2000名の会場で、8000名の申込みがあったそうです。コピペ(他人の論文等をコピーして貼り付けるコピーペーストの略)で卒論を仕上げた輩(?)でなければ、申請書類は書けそうに思えます。大きなビジネスチャンスが予想されます。日頃から関心を持っている食品の機能について、機能性表示食品としての提案の可否を「楽しまれては」いかがでしょう。（2015年4月）

35 食の真髄は「快適性」にあり

　科学技術の未来を推測する委員会に約1年ほどメンバーとして参加したことがあります。科学技術政策審議会委員として次世代の科学技術政策の方向性を議論していた上智大学の猪口邦子教授（後に、初代少子化担当相）の論文（『世界』492号）を拝見しました。世紀ごとの比較で、19世紀の価値の中心は領土であり、戦争によりこれを得、決め手は強さであり、階層秩序（日本でいえば士農工商）が社会システムとして機能していたと述べています。

　20世紀はご存じのように、富が中心的価値であり、通商政策で競っておりました。勝負の決め手は、産業革命に代表される大量生産・大量消費を支える「効率」であり、チャップリンの映画『モダンタイムス』が滑稽に比喩しています。社会的には一極集中が要求され、農村は疲弊しました。さて、直面している21世紀はどうでしょうか。中心となる価値は「快適性」がキーワードとされ、まさにそのとおりに進んでいるように思えます。個人的には、健康、美味しい食、個人が社会に認知されること等を指します。社会的には、自然環境や社会の仕組みの快適性が求められています。快適性を得るには協調が大切であり、バランスの取れた政策協調が要件であると予測されます。社会システムでは、盛んになりつつある地方分権に例を見るごとく、「分散化」がキーワードとなります。

　20世紀に追求されていた競争的な社会から間がなく、「快適性」の普遍化にはまだほど遠いですが、食産業の根幹を見直して、新たな快適性を模索すべき時ではないでしょうか。食品に関する表示の諸改定も「快適性」の方向を指しています。（2015年5月）

トビウオ

36 ビタミンPの嘆き!? 健

「食と健康との関わりを示す表示」には栄養機能食品と特定保健用食品そして機能性表示食品の三つがあります。栄養機能食品にはミネラル5種とビタミン13種があり、2015年4月からは、カリウム、ビタミンK、n-3脂肪酸が追加されました。特定保健用食品は「トクホ」と呼ばれ体調機能を明示できる表示です。そして機能性表示食品は最近登録が始まったばかりの表示です。

ところで、ルチン(別名ビタミンP)という化合物をご存じでしょうか。透過性Permeabilityに由来し、ビタミンCと協力して血管壁の組織を柔軟にする効果が報告されています。日本の科学者によって血圧を下げる効果も報告され、ビタミンPを大量に含むソバは身体に良い食品と喧伝されています。ビタミンPは「配糖体」の一種であるフラボノイドで、アグリコンと呼ばれるポリフェノール部分と、糖が結合しています。今でこそ強い抗酸化能が証明されているビタミンPのアグリコンであるケルセチンは、昔はエイムス(Ames)試験で強い変異原性(ガン化の可能性)が認められ、ソバを食べるとガンになると短絡的に捉えられた時期もありました。

このビタミンPは、半世紀以上も前の1950年に米国生化学者協会で、ビタミンの必須要件のうち「欠乏症状」のないことから、ビタミンとは称されずにビタミン「様」物質と変更されました。1920年頃からのルチンの文献を徹底的に検索をかければ、ソバは「機能性表示食品」として登録出来るかも知れません。食品と健康との関わりを、消費者に正確に伝えることは食品産業従事者の責務と考えますが、いかがでしょうか?　　(2015年6月)

ビタミンP(ルチン)＝ ケルセチン(アグリコン)＋ ルチノース(糖鎖)

37 健康食品育成のため、
地域食材に含まれる体に良い成分を公表

特定保健用食品(トクホ)、栄養機能食品(ビタミン類やミネラル類)に続き、4月に機能性表示食品が制定され、約100品目が申請されました。6月には8品目が許可となりましたが、「目に効く」とか、「肌に良い」など、今までは表示できなかった効能も書き込まれるようになりました。30頁にも記載しましたが、食材等を食産業に利用する考え方、即ち、より付加価値の高い化粧品やファインケミカルへの応用、非食産業への転用が試されています。非食産業を目的にするのであれば、「薬九層倍」とはいかないまでも、かなりの付加価値が期待できます。

問題は食品中の栄養成分分析には高度の技術と機材が必要となりますが、5月18日の全国紙に政府が健康産業の育成に向けた行動計画を示しました。すなわち、地方の農産品に含まれる、身体に良い栄養成分の分析データを公表し、「知られざる健康食材」を見出し、温泉や森林浴と外食を組み合わせたツアーなど、健康づくりに役立つ観光ツアーの認証制度を2016年度中に導入したいと報じられています。先走りの傾向も見られますが、地域資源の利用については多くの期待と実例があり、相互に連携した取り組みがあればいろいろと弄り回すことも可能であると期待します。

他方、商品開発の現場からの苦情もあるようで、「どれだけの人がこれらの健康情報を必要とし、健康機能を理解しているのか」が課題となりそうです。実需者である消費者に健康にかかわる食品を選択する力が備わるよう、周知方法に一層の気配りをした商品開発がより必要となります。

(2015年7月)

チョウチョウウオ

38 食の古典 全

　又吉直樹氏（以下、敬称略）が芥川賞に決まった際、これまでに2000冊以上の本を読んだとのコメントがありました。ツンドク（積読）状態の本が数千冊あっても本は書けるはずもありません。何か食に関して面白かった本を紹介して欲しいとよく尋ねられます。理系の技術書は内容の陳腐化が早いし、だいたい読んで楽しむには程遠いものです。人口に膾炙した本で考えてみましょう。

　稀代の書家、陶芸家そして美食家であった北大路魯山人の『春夏秋冬料理王国（1960年）』は『魯山人の料理王国』に改題して文化出版社より復刻されています（1980年）。「加工面でいくら頑張っても、原料となる食材が悪ければどうしようもない」ことが記されています。フランスの法律家で生理学者でもあったブリア・サヴァランによって「味覚の生理学（1825年）」として著された『美味礼賛（関根秀雄訳、1996年、白水社）』には世界文化遺産としても先輩であるフランスの美食家の精神が記されています。巻頭には20のアフォリズム（金言集）があり、「生命がなければ宇宙もない。だから生きとし生けるものはみな養いをとる」、「国民の盛衰はその食べ方の如何による」など多くの示唆が含まれています。「主婦は常にコーヒーの風味に責任を持たねばならず、主人のほうは酒類の吟味に抜かりがあってはならない」は夫婦間バトルの火種になりかねず、現代では通用しません（!!）。

　和食の真髄は、ブリア・サヴァランより約600年も古く、曹洞宗の祖、道元禅師が永平寺の食事差配である典座（てんぞ）の心得を記した『典座教訓（1237年）』と食事作法を記した『赴粥飯法（1246年）』に発します。禅師は仏法と食は表裏一体であるという「法食一如」を説いています。寒さや空腹を癒すため懐に入れた「温石」が今日の懐石の語源であるとされています。中村璋八監修、関口千代・川端晶子・渡邊壽美江編集『禅と食の対話―作る心・食べる心―（ドメス出版、2001年）』に詳しく掲載されています。

　読書の秋には程遠いですが、熱中症にならない室内で和食に思いをはせるのもいいものです。（2015年8月）

39　非食材から新食材を生む？

　食材を高温・高圧とし、一挙に戻すと食材は爆発的に膨張します。ポップコーンなどの原理です。私自身20年ほど前に間伐材を同様の条件で爆砕し、肉牛の飼料とする事業に関わりました（正確には「視察しました」）。

　木材は、セルロースを骨格とし、これと絡み合って強度を増すヘミセルロース、接着剤の役割を担うリグニンの三成分からなります。面白いことに、リグニン含量の多い針葉樹の爆砕物は、広葉樹爆砕物に比べて、牛の食いつきがよくありません。ポリフェノールでもあるリグニンが不味いのでしょう。

　木屑の食材化を目指す静岡理工科大の志村史夫教授は、「不味い」ヘミセルロースとリグニンを除くために、粉砕した木屑を、数回煮沸後、濾別して、無味の材料を得ました。この食材を用いてハンバーグやカリントウなどの食品が作られています。私が試食したのは木屑50％のハンバーグでしたが、フードコーディネーターの腕が良いせいもあり大変美味しい仕上がりでした。人間はセルロースを消化できないため、証明はまだされていませんがダイエットにも最適といわれます。

　食材から化粧品や薬品を創る「非食産業」は、より一層面白い方向に動いています。ここで紹介した非食材から、新しいコンセプトを持った新食材を生み出すことも新しいビジネスとなりそうです。余談になりますが、これらは「世界一受けたい授業（日テレ 2015/08/15）」で放映されました。番組でも一部紹介されましたが、全ライフサイクルが明らかで養殖法の確立したナマズを、給餌と加工法（秘伝のたれ？）で絶滅危惧種でもあるウナギもどきにする実験は、驚くほど「ウナギそのもの」でしたので（？）発展途上を紹介する筈（？）の番組としては成立しないほどでありました。

　（2015年9月）

40 ニーズとシーズとマッチング 価

　いわゆる大手は全国展開できる商品であるナショナルブランドを目指した商品の開発を行ってきましたが、最近では地産地消を掲げた地域ブランドの商品展開にも更なる意欲を示しています。ここでは「ビッグデータ」の活用が行われており、マスコミによる解説も数多くなされています。東日本大震災時における自家用車やスマホの位置情報は、将来の避難計画の策定に威力を発揮しています。最近「ぐるなび」や「クックパッド」の持つ消費者のアクセス情報から、商品開発が行われていることが紹介され、その成果として、東京・山芳製菓の「男性がビールと一緒に食べるスナック」が9月26日に発売されました。

　もちろん、これらの利便性と負の個人情報取り扱いなど難しいバランスはあります。しかし、月に5200万件にもおよぶ消費者の興味やマーケットでの取り扱い実績を、パターン分析するニーズ把握手法は、旧来のアンケート調査を脱して、人口に膾炙する精度高い商品開発の方策になりうると考えます。

　食品産業各社の持つ技術を適正な官能(味覚等)評価で磨き、これを企業のシーズ(売り!)として、全社(営業・製造現場)一丸となってのマッチングを楽しみましょう。新しいヒット商品が量産される・・・かも。

　（2015年10月）

イルカ

40

41 和食の真髄を製品に 〈健〉

　和食が見直された原点は、米国における心臓疾患など生活習慣病の蔓延が、食に原因があると結論付けた1977年のマクガバン（上院議員）報告に遡ると考えられます。世界中の食事を解析したこの報告では、日本のPFC（タンパク質、脂質、炭水化物）比率が最も理想的であると述べています。その後、米国民への食生活改善に使われた「フードピラミッド」は日本の食生活指針にも影響を与えました。近年欧米化した日本の食生活は、米国が悩んだ生活習慣病の増加と同じ道をたどっています。食生活指針を改定するなど日本食への回帰が期待されています。

　日本食の象徴としての和食は2013年12月に世界無形文化遺産に登録されましたが、登録運動の中心となったのは関西の調理専門学校でした。校長先生は料理学校の最高峰と言われるCIA（Culinary Institute of America）で和食文化を講じたり（有名なスパイ組織とは違います。為念）、関西で食品系学部を持つ大学と積極的に交流したり、地元食材の諸元を調べ新食材としての可能性を探求してきました。そして広く識者を集め、和食の登録に至る道筋を拓いてきました。

　農林水産省は和食の特色として、①食材の持ち味を活かすこと、②栄養バランスに優れていること、③自然の美しさや季節の移ろいを表現していること、④年中行事との関わりを感じさせることなどを挙げています。和食は、ご飯とおかずを一緒に食べる口中調味を基本とし、出汁、醤油、味噌などで味付けすることで減塩など身体を考えた優しい献立となっています。食産業に携わる我々こそ和食の真髄を見極め、食材王国を標榜する東北からこそ目指す製品を発信いたしましょう。（2015年11月）

42 95%アルコールと99%アルコール

　食品の表示内容に、「炭酸水素ナトリウム使用」とあることで、「化学物質嫌悪症」の若いお母さん達を中心にネットがプチ炎上していました。もちろん食品会社にお勤めの読者諸氏には笑い話であり、その裏には、「こんなことすら分からないんだ」という慨嘆も入っているに違いありません。

　先日、青葉化成株式会社が催す技術交流も兼ねた講演会（H＆Sセミナー）で、消費生活コンサルタントの森田満樹氏に「消費者に確実に情報を伝える」ことの大切さと難しさについて講じて頂きました。添加物など食品加工に使う化学物質などに関する正当な知識の取得が大切であることをお話しされました。

　試薬のエチルアルコール（エタノール）は、95%と99%の2種類あることをご存じでしょうか。99%エタノールは決してより純粋ではありません。エチレンを原料とし、加水反応によって製造される合成エタノールなのです。他方、95%エタノールは、デンプンに酵母を作用させる発酵法で製造し、蒸留によって精製されたものです。エタノールと水は共沸混合物といって、蒸留すると「必ず」95%の濃度で一定沸点となり精製されます。「純米」と書いていない日本酒ではトウモロコシデンプンより製造された醸造エタノール（近年ではコメ由来のアルコールも多い）を一定量使うことを許可されています。

　「良い子はしてはいけないこと」ですが、99%エタノールは飲んではいけない不純物を含む可能性があります。他方、95%エタノールは適度に薄めれば飲むことができます。食品製造にはもちろん95%エタノールしか使えません。大学生の多くは知りませんが、ご存じない先生方も結構いらっしゃいます。正しい知識を持って表示を読み解きましょう！

　因みにタンパク質の加水分解に使う6規定塩酸も、厳密には5.7規定の共沸塩酸を使うべきです。（2015年12月）

43 新食素材・・・！？ 全

　本来なら厳しい寒さの到来する時期ですが、異常に暖かい毎日が続いております。農林水産省はエルニーニョなど数多くの地球温暖化対策を踏まえて、日本列島が熱帯となっても営農出来る技術開発を模索しています。当然、新しい食材の開発や応用の分野には食産業関係者の関わりが必要不可欠と考えます。「木材パルプから食材」と題してオーミケンシ(近江絹絲紡績)が得意の木材やパルプを原料とし、低カロリーの食品を製造するための食材を開発したとのニュースがありました。米とのセット販売で「ぷるんちゃん」との商品名で発売され、ダイエットが出来、独特の食感も楽しめる製品となっているようです。

　39頁でセルロースパウダーを食材として考えている大学研究者の試みを紹介しましたが、異業種参入でもある今回の取り組みは、実用化の可能性も含め、極めて興味深いものがあります。TPPでは3400億円もの国費が六次産業としての強化を中心として、農業生産者保護に充てられます。このような生産者保護への目線だけではなく、セルロースの食材化がそれにあたるかは断言できませんが、食品産業にとってブレークスルー的な技術開発に中心を置いた取り組みも推奨する予算措置をして欲しいと感じました。

　多くのブレークスルー技術の開花が期待できる新年となりますように・・・。
（2016年1月）

ウミガメ

44　味覚改良装置（！？）　全味

　日本酒醸造の際に音楽を聴かせると、醸造が上手く進んで、まろやかな味に仕上がるといいます。アルコールの分子を水の分子が包み込むためと考えられ、古くは赤外線吸収測定、その後は核磁気共鳴測定によって実証が試みられてきました。アルコールを水で包み込んだ分子は見かけ上、大きい分子となり安定化します（味がマイルドになる）。しかし、他の研究者からは醸造が進むと分子は小さくなるとの指摘があったり、音楽の代わりに「超音波や、高周波処理のように弱いエネルギーを与えることでも酒は旨くなる」との説も多くあり、現在に至るまで研究（？）は継続しています。

　かく言う私も大学3年（約半世紀前！）の時に、ガラクタ箱にあった807という真空管を使った高周波発振機の製作を思い立ち、蛇管冷却管の周囲に高周波の発振コイルを巻いた「アルコール味覚改良装置（？）」を自作しました。冷却管の一方から500円程度の安いウイスキーを入れると、高周波のエネルギーの効能により、他端から3000円超の美味しいウイスキーが出てくる筈（！？）の素晴らしい装置の完成でありました。夜毎に先輩諸兄の浄財を研究費として頂戴しては、500円と、対照となる2000円超のウイスキーを試料として購入し、「美味しくなった」、「変わらない」、「もう少し時間をかけたら？」と喧々諤々、新飲料製造技術開発への崇高な実験は続いたものです。

　高邁な実験も往々にして「結果は？」との質問で我に返るものです。実は、この実験は大仰で怪しげな目くらましの装置でなくても、今日であれば、台所に転がっている超音波洗浄機や電子レンジでも可能な筈です。天網恢恢疎にして漏らされることはなく、研究室で公然と連夜の飲み会をしようとの企みはバレて、中止させられる憂き目を見ました。それでも、挑戦なくして進展なしでは？ノーメル賞万歳！（2016年2月）

45 化学物質 DHMO の危険性！？ 〈安〉

　化学物質DHMOは、①吸引すると死に至る、②重篤な火傷の原因となる、③末期癌患者の悪性腫瘍から多く検出される、④各種ジャンクフードを含む多くの食品に添加されている、⑤2003年アメリカ合衆国西部の都市では、この化学物質を規制する決議が行われたほどです。皆さんは周囲にあるDHMOに注意を払っていますか。実は、この化学物質はジハイドロジェン・モノオキサイドの略で一酸化二水素、すなわち「水」の正式呼称（？）なのです。①〜⑤の項目は全て「水」にあてはまります。私もある食品の安全性に関する公的機関の会議の席で、「炭酸水素ナトリウムを食べ物に使うなんて、本当に危ないですねぇ」と重鎮であるメンバーからの指摘に絶句したことがあります。若いお母さんたちもネットで炎上し、「重曹の使用は昔から食品製造に常用されていますヨ」と、重曹が消火器の薬剤成分である特性も鑑みて（？）消火に務めたことがあります。

　最近のニュースで、食の安全性や機能性についての情報が多く紹介されています。群馬大学の高橋久仁子教授が訴え続けている「フードファディズム」（食材の健康に及ぼす影響を過大に信じ込むこと）への注意喚起の面からも、食品情報に対する基本的取扱には、普段から注意したいものです。

　ある食品への記述ですが、①犯罪者の98％がこれを食べる、②暴力的犯罪の90％は、これを食べてから24時間以内に発生する、③新生児に与えると苦しがる、④どの家でもこれを食べていた18世紀頃の平均寿命は50歳に過ぎなかった、って危険な食べ物ですよね。DHMOの例から解答を導き出して下さい。（2016年3月）　（次頁参照）

46 食品の機能性に「特許」 〈健〉

1980年頃、文部省傘下の研究陣が食品研究を実施していく中で、食べ物には三つの役割があると定義しました。①タンパク質、炭水化物、脂質の三大栄養素、ミネラルやビタミンなど体を構成する成分（構築成分）を指す一次機能成分、②味、色、香りなど食べ物を摂りたくなるようにする感覚成分を二次機能成分と定義します。そして③食品中に僅かに含まれ、本来は生物である食物の活力を利用し、人間の体調調節に資する成分（ホメオスタシス成分；生体調整成分）を摂ろうとする三次機能成分の三つです。特に体の維持・増進に資する三次機能成分は、機能性食品開発に向けた研究として盛んに行われてきました。効能を表示できる特定保健用食品（トクホ）と、2016年4月から実施されている文献も含めて、効能をまとめ、健康機能を謳う機能性表示食品とが許可されています。

約30年前から、行政・研究の立場で機能性食品に携わってきた私にとって驚くべき報道がありました。「特許庁、食品の機能性について特許を認める」との表題（2016/04 食品化学新聞）で、従来は、「公知の食品（食品であれば「公知」の筈）に新しい属性が認められても、公知の食品と異なる新しい用途を提案しえない」としてきましたが、一転、特許を認めることになりました。

ヒットにはB＝P＋Pの公式があります。商品のブランド化（B）にはProposition（良い宣伝）と Personality（特許や実用新案など知的財産権を取得した良い製品）が必須とされますが、食の世界でも普通に通用しそうです。特許のかけ方次第では寡占化、大ヒット、大儲けが予想されます。乗り遅れまい！（2016年4月） （前頁の解答はパンです）

47 「食育のススメ」を進める 価

　2000年、小渕内閣最後の閣議で、それまで農林水産省版（日本型食生活を推奨）と厚生省版（1日30品目を推奨）の2本立てであった食生活指針は、教育の現場を担当する文部省を含む三省の共同提案で統一されました。2005年には小泉内閣により「食生活指針」が施行され、いわゆる生活習慣病の低減や、食の安全・安心の確保と積極的に取り組んでいます。

　最近のニュースで食育事業の展開が紹介されました。農林水産省主催（文部科学省後援）で行われている「食の甲子園」は、2012年に農業高校58校だけが参加して第1回大会が催されましたが、第5回目になる2016年では、全国7ブロック138校で予選が開催され、11月に優勝校が決するほどの盛況となりました。ちなみに東北では、宮城農業高校が第2回大会で優勝するなど気を吐いていました。

　また、文部科学省では、2014年度から「スーパー食育スクール事業」が開始され、63校が選定されました。東北・北海道では、北海道2校、福島3校、山形2校、秋田1校が選ばれていますが、残念ながら岩手、宮城からの選抜は今のところまだありません。私が参加した食育に関する会議や卒論学生のインタビューを通して感じ取っていた当該県の食への無関心ぶり（失礼！）が原因ではないことを祈ります。地域で「食料基地」や「食材王国」を標榜するのであれば、さらなる工夫が必要です。

　幸い、東北に拠点を持ついくつかの食品企業はすでに食育に関する事業に関心を持ち取り組んでいます。食に係わる我々こそ食育の一翼を担って、明日の「より良き消費者」の育成に努めたいものです。東北の一員として「食の発信」を更に進めていきましょう。（2016年5月）

48 王様をご先導！ 価

　「消費者は王様である」とは1960年頃から言われている消費者主権の考え方で、現行の消費者基本法でも消費者の権利（商品を選択できる権利、意見を反映させる権利、安全である権利、知らされる権利…）を保障しています。加工・流通を担当する食産業従事者から見れば、安全である義務、知らせる義務については当然のこととして処理できます。しかしながら、消費者の選択に応える義務や、消費者の意見を反映させる義務に関しての「ご意向」は判断しかねます。仰せに従うことは難しいものです。

　最近、消費者の意見を反映し、どの様なものを選択するのかを推しはかる手段についての記事が多く取り上げられています。タイからの旅行者が、日本産のスイーツに味をしめてSNSで情報を拡散しています。その結果、「東京ばな奈」、「じゃがポックル」、定番の「白い恋人」など日本独自の味が支持を集めているのです。若手女性研究員が提案した地産のおやつでは、商品のパッケージを明るくし、女性向けに小分けにした商品がヒットしています。このダウン・サイジングは肥満大国である米国で早い時期に始められ、多くの試みが行われています。即席社食や置き弁などもこの延長上での提案かも知れません。生活習慣病のリスクを軽減する食物繊維素材市場は、物性改善による新しい味覚の改善と健康機能を担う素材を扱う領域として、ますますの発展が期待できます。

　消費者の権利の中には「消費者教育を享ける権利」も含まれます。裸の王様にならぬよう製品開発の方向を伺い、買って頂けるよう提案することも大切です。（2016年6月）

クマノミ

49 グリシンの催眠作用　◇安◇◇健◇

　身体のコントロールを担う酵素や筋肉は、約20種類のアミノ酸がつなが
って出来ています。このアミノ酸のうち、もっとも簡単な化学構造を持つアミ
ノ酸がグリシン（glycine：NH2－CH2－COOH）です。極めて単純な構造
ですが、同様の性質を持つ脂肪族アミノ酸とは異なり、独自の呈色反応
（化学反応で独自の色を呈し、検出できる）が知られています。何か特別
の生理作用が期待できそう（？）です。

　食品メーカーのA社は新しい薬品の開発途上で、社員に依頼して治験
を行っていました。すなわち、目的とする治験薬を飲むグループと、対照と
するプラセボ（偽薬）を飲むグループとの間で効果を判定しておりました。
この時はプラセボとして「特別な作用はあるはずのない」グリシンを飲んだ
グループのメンバーが、「眠い、眠い」を連発しはじめました。薬効がない
はずのグリシンに催眠作用が確認され、最近ヒットの睡眠剤「グリナ」の上
市につながりました。約3000mg（3g）＊の服用で睡眠につながるとの結果
が得られています。

　グリシンの gly は「甘い」を意味し、爽やかとはいえませんが、独特の甘
みがあります。単品のグリシンが含まれる飲料としては日本酒が考えられま
す。秋田県立大学・岩野らの報告（J.Brew.Soc.Japan,99(2004)526-533.）
によれば、純米酒には約200ppm 程度含まれています。「食品に含まれる
グリシンだけでは、眠りにつくのは難しい」とグリナの説明にありましたが、
成分表を見てみるとクルマエビは2600mg/100g、ホタテは1700mg/100
g、そして、飲料で最高水準の日本酒は200mg/1㍑のグリシンが含まれて
いました。そうです。食品中のグリシンで眠るにはお金がかかるのです。取
り敢えずは、1㍑のお酒を飲んで考えてみましょう・・・zzz。効果覿面、食品
成分って奥が深い！　（2016年7月）

＊3gのグリシンはかなり多量ですが、極めて一般的なアミノ酸であることから過剰
　摂取による副作用などは考えなくても済みそうです。

50 意外と判別が難しい旨味アミノ酸！？

　数千人の一般の方々を対象に味覚調査を行ったことがあります。閾値濃度（感じる限界）の五味（酸、苦、甘、塩、旨）溶液を作り、判定してもらう方法です。腐敗や毒物の指標でもある酸味や苦味、脳のエネルギーとして慣れ親しんだ甘味や浸透圧を調節することで体調と関わる塩味の四原味については多くの被験者が正答を出しました。ところが旨味についての誤答率は極めて高いものでした。食べ物を美味しいと認識し、摂食意欲を掻き立てることで生命を維持させる旨味の分からない人が多かったためです。

　旨味物質の本体はグルタミン酸ナトリウム等でありますが、女性と男性との間に性差が認められるか否かを試験したことを9頁で紹介しました。閾値濃度のグルタミン酸溶液を舐めていただきました。グルタミン酸溶液はナトリウムと結合していない「酸性」物質であることから、「酸っぱい！」はずです。案の定、最初は男女とも「酸っぱ〜い！」と、ブーイングでした。間をおいて女性陣から「旨味だ…だんだん強くなる！」の声があがり、男性からも「そういえば旨味が感じられる」とのオコトバが出てきました。これは唾液と混じり合うことで、唾液中のナトリウムとグルタミン酸のカルボキシル基（酸性基）が中和されたことの証拠でもあります。

　女性は「貪欲に味わう」習慣があるので、唾液と良くからませ、早めに美味しさを感じたと解釈できます。男性は「酸っぱい」と感じた際に、被験液の大部分を飲み込んでしまったために感じにくくなったのが原因だったようです。

　①官能評価には女性が適していること、②「食事をする際は良く味わって食べましょう」との食育標語を理解するための簡単な実験かも知れません。女性の味への執着は凄いものですね！（2016年8月）

51 統計って大切ですね 全

　日本の国内総生産額（GDP）は、アベノミクス効果もあり、600兆円に達します。好景気の実感がないとの話しもありますが、国民一人あたりのGDPで比較するとOECD加盟国ではフランスに次いで33位、主要7か国ではフランスとほぼ肩を並べる6位であれば納得します。七つの製造業で考えると、食品産業は、電機産業、自動車産業に次いで第3位に位置し、食品製造業（37兆円）、食品流通業（31兆円）、外食産業（28兆円）と、合わせて約96兆円に達します。輸入農産物（主に食品産業の原材料）の9.5兆円を含めると食品産業の規模は113兆円を上回ります。

　今月の話題は原材料不足への懸念に関する記事です。①サンマの漁獲予想（水研機構）では、高水温のため大不漁であった昨年をも下回る大不漁になりそうです。②食用魚介類の自給率は漸減傾向にあります。③生産者の高齢化が主因と考えられる肉用牛の減少が、頭数比較では24年ぶりの低水準になるなど、農畜水産分野の生産力低下が顕著です。このような問題の解決には、言い尽くされてきたことですが、生産から流通、消費までの六次産業の担い手としての食品産業、農林水産業の関わり方がカギとなります。関わり方を調べるには根底となる統計が重要です。

　しかし、統計にも不確かな要素があり、例えば東北・北海道地区の漁獲統計にも妙な事実があります。北海道の年間漁獲量は全国1位（114万トン）です。4位に宮城（19万トン）、9位　青森（12万トン）、10位　岩手（11万トン）、21位　福島（5万トン）となっておりますが、秋田（8千トン：37位）、山形（6千トン：38位）の漁獲量はなぜか極めて低い値です。「日本海側に位置するのが原因では？」との指摘があるかも知れません。ところが日本海側に位置する他県はその5倍から20倍もの漁獲量が計上されています。関係者の方々は「あ、そうなんですかぁ」・・・いびつな統計で諸対策は大丈夫でしょうか？（2016年9月）

　＊この記事は２０１５年のデータをもとに加筆修正しています。

52　スペシャリスト（specialist）とジェネラリスト（generalist）

　スペシャリストとは、ある事象の仕組みにおいて焦点を絞って深く追及し、真の姿を見極めようとする人材を指します。肉眼で見るよりはレンズ、顕微鏡、電子顕微鏡と、より微視的な手法を開発し、駆使して調べることに長けている人材かも知れません。これに対し、ジェネラリストは「樹を見る」ことよりも「山全体を俯瞰する」人材を指し、全体の方向性を見定めることに長けている人といえるかもしれません。

　食品研究所での職にあった折、食は総合的な学問と思いつき、多種多様な専門家の切磋琢磨を期待して多岐にわたるスペシャリストを雇用しました。学位で言えば農学博士が大多数でありましたが、工・理・薬・医・心理・歯学・栄養・教養など多士済済の人材に集まってもらいました。談論風発、一つの事象を多方面から解明できたと信じています。役所では文系キャリアと言われる法学、経済、経営などを学んだ人材がジェネラリストとしてこれを担います。食品産業などでは専門的知識を持つものを、総務や営業の現場でトレーニングし、ジェネラリストとして育てるのが最善な手法です。あくまでも専門性を忘れず、多少なりとも学び続けるようなジェネラリストの存在が重要と考えます。

　今をにぎわす東京都の野菜や魚介類の市場建設に関するナントカ審議会やナントカ技術会議の議事録や委員名簿は、実は主幹省である農林水産省のホームページに詳しく所載されています。食そのものへの議論は少なく懸念しておりますが、どのようなハコモノを造り、どのゼネコンに仕分けするのかが目的の会議ではないことを期待したいものです。

（2016年10月）

53 「情報食品」が本格的に始動

　約25年前、勤務していた農林水産省の上司から「食品の品質とは何か？」と問われ、美味しさ、安全・安心そして健康への寄与と答えました。美味しさについては消費者が直接感じ取ることが出来ます。しかしながら、安全・安心と健康については「情報」として伝えなければならないことから、「情報食品（造語です）」なる分野が21世紀には中心的課題になると考えました。

　今回は加工食品についての話題をご紹介します。原料原産地表示に関する記事を見つけました。消費者庁と農水省がすべての食品を対象に原料原産地表示の検討を進めているとの内容が記載されています（食糧新聞 2016/10/03、水産タイムズ 2016/10/20 など）。そして、「複雑な四つの例外案」と副題を付けた読売新聞の掲載がありました（2016/10/15）。以上は、安全・安心を見据えたものですが、健康についても「あっさり味」と「個包装」と題して健康志向の強まりとの関連で食品各社の取り組みを伝えています（日経流通新聞 2016/10/07）。「濃食の味は常に短く、淡中の趣は独り真なり」との食育の考え方や、ダウン・サイジングなど米国の取り組み様式が取り入れられるなど情報食品が本格的に上市され始めました。

　加えて、美味しさに関して、「女性の大多数は野菜好き」と題する日経流通新聞（2016/10/03）の記事が目に留まりました。電子レンジでチンの温野菜など、調理を含めた新たなベジタリアンの展開が期待されます。

　「当たるも八卦、当たらぬも八卦」よりは確率の高い、微視的ではなく俯瞰的観測で次世代を見据えての新展開を謀りたいものです。

（2016年11月）

カイ

54 蕎麦湯で失恋！？ 〈健〉

　ネットの世界では、読者を増やすために故意に目を惹く記事を載せることを「釣り（fishing）」というらしい。釣られているのかも知れませんが、「蕎麦の茹で汁を平気で飲む彼氏」と題し、「蕎麦湯だからと言うのだけれど、茹で汁ごときを健康に良いと言って平然と飲む姿は受け入れられそうにない」との記事がプチ炎上していたので、まじめに反論してみましょう。

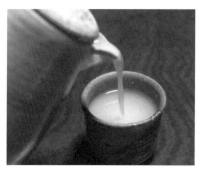

「蕎麦湯には有効成分であるルチンなどが溶け出ている」については30年ほど前にデータ付き論文（商業誌ですが）を発表しました（鈴木ら New Food Industry（1987））。有効成分は麺の中に90％以上残存し、蕎麦湯中には11．2％程度しか溶け出ないとの結果が得られています。簡易分析法を用いた結果ですが、実際には数％程度が溶け出すに過ぎないと考えられ、「栄養分が溶け出している」には異論を唱えます。しかし、新蕎麦の香りについては、某香料会社の協力も得て、ある種のアルコールであるとの結論を得ました。さらに新蕎麦の香りは蕎麦湯中に大部分が流出することもわかりました。「新蕎麦の香り」は蕎麦湯で楽しまれることをお勧めします。以前のまとめで、昔はお酒のことを「蕎麦前」といい、蕎麦と酒とは相性の良いものと考えられると書いたことがあります（6頁参照）。新蕎麦の季節、こだわりが多いとされる「蕎麦通」の方々、ガールフレンドの故なき誹謗中傷に負けず、蕎麦湯とお酒をシッカリ飲んで、蘊蓄を傾けながら、蕎麦を楽しみましょう（蕎麦前を摂り過ぎて、嫌われたらゴメンナサイ）。（2016年12月）

55　高齢社会に備える

　団塊の世代が高齢者の仲間入りをし、健康年齢を維持増進するための食への関心は一層高まっています。特定保健用食品ほどハードルの高くない機能性表示食品は、食品産業界に次世代のヒットを予想させるものです。いささか古いデータ（2016年5月）ですが、消費者庁によれば302件の届け出があったとのことです。東京、大阪、愛知で202件、その他の地域で100件を数えますが、食材王国を「自称」する東北からは山形1件、そして北海道も1件と、わずか2件のみに過ぎませんでした。

　申請は難しいのでしょうか？　申請された中には三ヶ日ミカン（静岡県・三ヶ日町農協）がありました。β‐クリプトキサンチンを機能性成分とし、「骨代謝の働きを助けることで骨の健康に役立つ」との機能性表示を掲げています。これは約20年前に農林水産省・果樹試験場の研究者が発表したもので、マスコミなどでも取り上げられた「公知」の事実です。他にも大豆イソフラボン、ルチン、大麦‐β‐グルカンなど食品学を学んだ者にはよく知られている成分も申請の対象となっています。

　加えて、高齢社会に格好の「嚥下困難者用食品の物理的基準（1994年）」は、施行当時は機能性食品の物理版（？）とも考えられ、画期的なものでした。健康増進法の改定に合わせて、特別用途食品制度の中での改定が今年度中を目安に予定されています。

　最近、食品表示に係る高度の資格を持った教え子が、消費者庁での勤務（非常勤）で上京します。東北では必要のない人材だったのでしょうか。公的機関に代替の人材の見当たらないのが気になります。

（2017年1月）

ザリガニ

55

56 ノートを取る 〈全〉

　国立大学に奉職していた30代のころ、深刻な面持ちの学生から相談を受けました。「ノートの取り方がわからないので教えて下さい」とのこと。彼は「極めて」優秀で、成績は常に学年で5本の指に入り、後日、国家Ⅰ種に合格した程の学生でした。高校時代まで、どの様に勉強していたのかを問うと、「教科書に書き込んで、色ペンで理解度に応じてマークし・・・」と、当時の最先端受験術を教えてくれました。確かに大学の授業の多くでは定まった教科書はなく参考書が示されるだけでしたので、何を勉強したら良いのかは不安だったのでしょう。その後、多くの大学で非常勤として教える機会があり、注意してみていると、ノートを全くといっていい程、取らない学生が大多数でした。最後に奉職した某公立大では、「ノートの取り方」の授業（？）まであったと記憶しています。

　パソコンやスマホにメモを残して「学ぶ」学生も増殖していますが、ノートの中にこそアイデアは自在に込められます。社会人であればノートを取ることに抵抗はないであろうと考えていましたが、講演会などでメモを取る参加者はごく僅かです。詰まらない私の話しであれば、さもありなんとあきらめますが、碩学の長老の教えであっても同様です。

　ノートの取り方は、①左の頁にレクやディスカッションの要旨をメモする。②その場でキータームを拾い出し、マークを入れる。③後刻、右頁に自分の考え方や調べたことを記載する。④アイデアが浮かんだら、必要要件を書き添える、といったところでしょう。

　ノートの良いところは、自らの考えも入れながら俯瞰できるところにあります。昨今話題の機能性表示食品など、自分のアイデア次第でビジネス展開が拡がる領域です。「ノートを取りながら考える」ことをもう一度見直してみませんか。（2017年2月）

57 思い込みを捨てろ！

日経流通新聞（2017/02/01）の記事で、会社の各部門に通じる金科玉条をみつけました。菓子開発の五つの新常識を紹介します。**①「堅い」ことのメリットがある。**これまで高齢社会を踏まえ、食品は柔らかいことが消費ニーズに合致すると考えられてきました。しかし、「食べた気がしない」と、歯が丈夫になった高齢者は言います＊。噛み応えが美味しさにつながっており、グミやポテチなども堅め志向となっています。小職の実験では、おにぎりにモチ米を混ぜたものと、インディカ米を混ぜたものでは、後者の嗜好が増えています。次に、**②季節を問わない。**農産物の世界では端境期を狙った品種開発、品種導入が試みられてきました。日本古来の野菜類は言うに及ばず、西洋の野菜も詳しく調査され、端境期の「代替」として導入されています。加工技術の進歩が多岐にわたる食品製造の分野でもあり、さらに多様な商品開発がなされて当然でしょう。夏にはシャーベットのようなスッキリ味が好まれますが、冬には濃厚な味で高級感漂う食品が求められます。「端境」を意識すれば、開発のネタは尽きそうにありません。そして、**③コスパより手軽さを重視したダウン・サイジングが望まれる。**米国生活の体験者は「あの」スィーツの量の多さと甘さに辟易した覚えがあると思います。以前にも、ダウン・サイジングについて述べましたが、各社、大きな包装で購入することに「罪悪感」のある消費者のために、食べ過ぎを抑え、手近なところにおいて消費を謀る（量的には同じになるかも！？）商品開発をすすめています。

恋愛など個人の思い込みは、先輩の岡目八目で何とか解消できそうです。組織での思い込みは起き易く、是正し難いものです。確固たるデータをもとに本来動向を把握し、「思い込み」を捨てましょう。（2017年3月）

＊2011年のデータでは80歳以上の約3分の1が、20本以上は自身の歯であるという。

58 「ママ予備軍」用のサプリ 〈健〉

　トコフェロール（ビタミンE）は脂溶性のビタミンとして知られています。19
20年代に発見され、tocos（子供を産む）、phero（力を持つ）、ol（ポリフェノ
ール類）との命名由来からわかるように妊娠にも深く関わっています。強い
抗酸化性を持つことからシミなどの老化予防作用があり、動脈硬化にも良
いといわれます。黄体ホルモンの分泌を盛んにすることから生体機能作用
としては、生殖機能の衰えや、自律神経失調症、そして更年期障害の予
防にも効果が認められています。血行促進にも関与しており、肩こりや腰
痛予防にも効果的であるようです。最近、特に老化現象の激しい私にとっ
ても魅力的なフレーズが続きます。

　最近の日本経済新聞に「葉酸の摂取—正しい理解で—」と題する記事
がありました。葉酸はビタミンEと同様ビタミン類に属し、ビタミンB群の一つ
です。ヤセ願望の強い日本の女性では、この葉酸の欠乏状態が進んでお
り、いざ妊娠したい時にあわてて補充しようとしても間に合わないといわれ
ます。特に妊娠初期に不足すると胎児の神経組織が未発達となり、神経
欠損症を発症しやすくなります。その結果、「無脳症」や、脊髄が皮膚の外
に飛び出す「二分脊椎」などの神経管閉鎖障害の子供が生まれ易くなるそ
うです。「鼻が低かったり、目の小さい赤ちゃんになってしまいます」と書い
てある冊子もあり、頭の中では多くの？？？が駆け巡ります。叶わないこと
ながら私の亡き母にも当時の食生活を訊ねたいものです。

　繰り返します。「ママ予備軍」の皆様、「無駄な」ダイエットなどはなさらず
に、正しい食生活で大切なビタミン類などをシッカリと摂取しましょう！
（2017年4月）

59 　牡蠣の紫外線処理　〈味〉

　高級食材であるフカヒレは熱風乾燥が主ですが、プロは「出来れば天日乾燥がベストである」と言います。その原理を問われ、酔っていたこともあり、「太陽の恵みって素晴らしいですね」と逃げを打って白い眼で睨まれたことがあります。もちろん、紫外線エネルギーによる低分子化作用により、呈味物質が増加したと考えるのが正しいかも知れません。

　魚であれば、天日干しと一夜干しがこの例かも知れません。経験豊かな読者諸子には釈迦に説法でしょうが、一夜干しは文字どおり夜に干すため、乾燥条件に差異が少なく、出来上がった製品のバラつきは減少します。加えて紫外線の影響が少ないため油脂の酸化が抑制されます。これに対して天日干しは、太陽に当たる部分と日陰になる部分で製品ムラを生じる可能性があります。加えて紫外線による酸化の影響により、食材によっては変敗（負の化学変化）も予測されます。

　八戸工業大の青木秀敏先生らは紫外線を当てることを基本とした「UV加工」技術を開発し、塩竈市のG食品との共同開発で、牡蠣の旨味を高める装置の実用化に成功しました（日経流通 2017/04/03）。「ウマァミール」と名付け、上市しています。紫外線を均等に照射できることから、均質な商品加工が可能である、低分子の呈味物質の生成が予測でき美味しい商品が期待できる、などのメリットが考えられます。酸化等の影響については、詳しい試験はまだ行っていないようですが、ベロメーターレベル（簡易的な官能評価レベル）での変敗は無いようです。アシのはやい牡蠣加工の手段として、他の食材への利用も含め、検討を盛んにしたいものです。本装置について、宮城大学・地域連携センターの鈴木康夫教授もネット上に情報を提供しています。（2017年5月）

60 ホヤのボヤキ ◆健◆価◆

【栄光の時代】吾輩はホヤ、この逞しい身体つきから海のパイナップルとも称される。芳しい体臭も魅力的らしい。食育と真摯に取り組んでいるフレンチの三國清三シェフは、「ホヤほど食育に格好の食材はない」という。吾輩は、五味(甘、塩、酢、苦、旨)の全てが備わっている唯一の食材であるという。噛みしめれば噛みしめるほど、五味が五感(味覚、触覚、聴覚、視覚、嗅覚)を刺激し、研ぎ澄ませるともいう。人間にも「ワカル」奴がいるようだ。

2010年頃、高齢化により急増した認知症の対策として、吾輩の力を借りようとする輩もいた。ある種の認知症で、脳内にアミロイドβ(ベータ)が蓄積され、凝集されることが原因らしいとされた。脳内に分布するプラズマローゲンなる物質は、このアミロイドの凝集を防いだり、分解したりする。実は吾輩こそが食材の中で最も大量のプラズマローゲンを含んでいる。まだ、「証明が不足している」とのことで「騒ぎ」は収まっているが、世界でも類を見ない高齢社会の日本でこそ、吾輩の力を見極めて欲しい。

【不遇の時代】しかしながら、吾輩を貶めるような出来事もある。吾輩が立派な体に成長するには3年間の鍛錬を要する。2010年には7277トンあった収穫量が東日本大震災で10分の1以下になった。震災後6年経過し、5300トン(宮城4000トン、北海道1000トン、他に岩手、青森)にまで回復している。しかし、キムチの材料として最大の輸出国であった韓国が2013年以来放射能を理由に禁輸を宣言しており、昨年の収穫保留分も含め13000トンの過半を廃棄せざるを得ないという。輸出入が個人商店に任せられ、全体の名簿もなく、戦略も立てにくいという。不遇の今こそ吾輩の素晴らしさを明らかにし、ウィン・ウィンの貿易関係を構築したい。 (2017年6月)

61 地球環境と食 価

　地球温暖化防止は、初の国際協定（京都議定書1997年）で大枠が定まり、緩やかではあるが前向きに進んできました。しかし、世界第2位の温室効果ガス排出国であるアメリカ大統領の「環境敵視政策」とまで揶揄される「ちゃぶだい返し」に遭って共に頓挫の危機に瀕しています。

　温暖化の影響は食の生産にも波及しており，猶予はできません。本年3月のサイクロンにより、世界生産量の7割を占めるマダガスカルのバニラビーンズが壊滅的な被害を受け、15倍もの価格高騰を引き起こしました（食品化学新聞 2017/06/01）。合成バニリンへの転換という苦渋の選択を検討している企業もあるそうです。米国産牛肉の高騰も世界的な規模で経済を揺るがしています。もちろん、日本と競合する中国の牛肉消費の著しいことも一因でしょうが、温暖化による飼料穀類の不足も大きな原因と考えられます（日経流通新聞 2017/06/05）。

　転ばぬ先の杖とも考えられますが、水産物には国際認証が浸透しつつあります。環境に負荷をかけず、持続可能な漁業であるか否かを審査認定する制度で、「海のエコラベル」とも称されます。認証取得までの期間や経費の問題が指摘されますが、大手の流通企業も優先的に扱いだしています（日経流通新聞 2017/06/11）。

　ところで沖縄県石垣島と西表島の間にはわが国最大のサンゴ礁（石西礁湖）があります。環境省の経年的調査によれば、2016年夏には白化（サンゴの「息絶え絶え」状態）が90.1％、死滅が56％であったといいます。温暖化がその主因とされました。特に台風による海水の撹拌のなかった昨年は白化が著しかったといいます。

　震災の年から、筆者は年に一度はこの海域でのダイビングを心掛けています。2016年春に潜った際はかなりの白化が見られ、石垣の魅力半減の思いがしました。その後、大型の台風が連続して通過しています。嬉しいことに今年5月半ばに潜った際は、サンゴの新芽（？）がそちこちに息吹を上げていました。生き物万歳！許すな温暖化！　（2017年7月）

62 食品ロボット 安

　「食品ロボ、技の宝石箱や」と題する食品機械展示会「FOOMA JAPAN」の記事がありました（日経産業新聞 2017/07/03）。オムロン社のコロッケ選別のピッキング技術に関するもので、60個（最高で240個/分）の選別が可能となり多くの引き合いがあるそうです。現在では画像センサーによる形やサイズの弁別は完成し、「掴む」機械が求められています。弁当詰め、バリスタロボへも適用可能な掴みが可能になりつつあり、生鮮食品そして究極は野菜への応用を目的に進んでいます。実は15年ほど前に、職業柄、農業技術のロボット化について某国営放送で話したことがあります。その際、「機械が食品のような柔らかいもの、不定形なものを掴むにはまだ時間が要る」と話しました。15年の技術の進化に驚かされます。

　先日の「東北地域農林水産・食品ハイテク研究会」では慶応大学野崎貴裕博士（助教）が、既存の電動人工物の欠点として、「力触覚の欠如」があると述べていました。即ち、人間の五感中で、触覚が食の領域に踏み込むための最後のステップと話されていました。もののインターネット化（ユビキタス）、IoT（もの間の相互情報交換：インターネット化）、IoA（ネットにつながることで人間の能力が拡張）、そして IoE（すべてのもののインターネット化）まで、技術は急速に進んでいます。これらの技術が完成した暁には、人類は農業で汗することも大幅に減るかも知れません。

　アメリカの生化学者で作家のアシモフは1950年にロボットの三原則を発表しました。第一法則：人間に危害を加えてはならない。第二法則：人間に与えられた命令には服従しなければならない。第三法則：第一、第二法則に反しない限り、ロボットは自己を守らねばならない。

　我らが手塚治虫氏はかつて13項からなるロボット法を提案しました（1953年）。曰く、1：人間を幸せにするために生まれたものである。2：人間に尽くすために生まれてきたものである。11：ロボットは目的にかなう限り自由であり、自由で平等な生活を送る権利を持つ。13：ロボットは人間を信ずべし。雇用を損ねたりするのは不幸に繋がります。しかし、人間の我侭と調和させるのも大変ですねぇ。（2017年8月）

63 日本の知力は大幅ダウン！？ ◇全◇

　文部科学省の調査（読売新聞 2015/08/09）によると、日本の科学技術論文数はここ10年間で6%減少しているとのこと。米国（＋27%）、ドイツ（＋24%）、フランス（＋21%）、英国（＋16%）など老舗と比較してもその凋落ぶりは顕著です。科学分野のノーベル賞が獲れないとご立腹の中国は何と＋323%（約4倍）、韓国は＋121%（約2倍）と世界1、2位の増加率を競っています。負け惜しみでいえば、玉石混淆の論文数の判定だけで技術力は論じられませんが、日本は確実に知力三流国への途を突き進んでいるように思われます。

　日本の技術者はおとなしい。学生時代に実験、実習、数多いレポート、ゼミなど瞬時を惜しみバイトも控えて頑張っています（理系はブラック研究室ばかり？？）。いわゆる文系学生との間にある生涯賃金で5000万円（家一軒分！）の差も甘んじて受け止めています。理詰めで物事を考えるのが面白いから理系に進んだのです。しかし、あまりにも不当な扱いに気づいて海外に脱出する日本人科学者も少なからずおります。日本の論文数が激減しているのは、処遇の悪さと科学技術予算の激減とが関係しているのです。理系が担当すべき「研究の現場」を門外漢である文系の予算担当者が牛耳っているためかもしれません。

　『理系白書』（元村有希子ら毎日新聞科学環境部編、講談社2003年）や『検証－なぜ日本の科学者は報われないのか（サミュエル・コールマン、文一総合出版、2002年）』にある指摘が的を射つつあります。「会社を経営するには関係ないよ」と考えられる方、浅慮過ぎます！科学技術振興予算などが大幅に減らされます。日本が世界に誇る品質（食品でももちろんです）が、中国や韓国に簡単に追い抜かれます。「お・も・て・な・し」精神だけでは世界の一流国入りはかないません。　（2017年9月）

64 食品表示の勉強をもう一度 ⟨価⟩

　和三盆糖のお菓子を頂戴しました。お抹茶で楽しもうとしたら甘みが尖っています。表示を見ると「和三盆糖、砂糖…」なる記載がありました。比率は判りませんが表示に誤りはありません。

　地球温暖化のためか天草(テングサ)の水揚げが減って高値が続いているそうです(日本食糧新聞 2017/09/06)。食材として大量に使われる寒天は輸入テングサ(モロッコ、韓国など)を原料としますが、あんみつなど食感を特に大切にする寒天(トコロテン)は国産テングサにこだわるといいます。その生産量の35%を占める伊豆地方産テングサは高値を背景に付加価値を付けて「切り抜け」を図っています。外国産テングサの高品質化を模索することも大切でしょうが、それまでは国産の表示に頼って頑張るしかありません。

　食品衛生法、JAS法、そして健康増進法の、いわゆる食品表示三法が2015年に食品表示法として統一されて以来、猶予期間を経て具体的に実施する時が迫っています。某食品会社は関係する会社も集めて、かなり詳しいそしてビジネスチャンスと心得た、基礎から始まる勉強会を継続しています。カルビー、森永製菓、味の素などは手ぐすね引いて機会を狙っています(日経 2017/09/02)。2020年オリンピック・パラリンピックを機にした訪日客の増加も新表示導入の大きな端緒となるかも知れません(日経流通新聞 2017/09/08)。

　青葉化成株式会社主催の技術セミナー(2017/11/09)では表示制度を束ねてこられた前・食品安全委員会事務局長の姫田尚氏、そして加工食品の原料原産地表示制度に関する会議を主宰されてきた御茶ノ水女子大教授の森光康次郎氏からご講演を頂く予定です。謹聴する我々もそれぞれの立場で表示問題を再確認しましょう。 (2017年10月)

65 準備万端？「すべての原料原産地食品表示」

　モノづくり日本の根幹が揺らいでいます。我が国重工業の代表でもある神戸製鋼所や日産自動車の不適切行為（無資格者による検査）により明治以来懸命に積み上げてきた信頼が崩れようとしています。我々食品産業の世界でも、「すべての原料原産地表示の義務化」が9月1日よりスタートし2022年3月31日の本格実施に向けた体制作りが急務となっています。

　「全加工食品への義務化、大局的見地に欠ける」と題し、義務化した場合の中小の負担増や競争力低下が懸念されるとの記事を目にしました（日本食糧新聞　2017/10/02）。農林水産省・食料産業局長主催の食品産業戦略会議が9月に論点整理をして公表しています。負担増や競争力低下に加えて、諸外国への周知不足も挙げて「抵抗」しています。身近で食品表示制度設計に関わってきた者や各種の表示関連資格を得てきた者を見てきた私にとっては今更の感があります。これらの動きに対して一部報道によれば、「国民の食の安全・安心への期待に対し、農林水産省は後ろ向きなのか」との意見も飛び出しています。

　旧聞になりますが食品安全委員会設立の折、「食の安全には専門家が絶対的に不足しています。中立性を保つのは大変でしょうが、食品企業からも人材を登用すべきである」との意見を述べたことがあります（日経新聞　2002/6/25）。もちろん食品産業戦略会議のメンバーはバランスを考えた人選でしょうが、「大局的見地」に悖らない大きな成果を挙げて頂きたい。

　今回の食品表示では食品関連法規の中でも、罰則規定が厳しくなっているように感じます。まだ始まって間もない本制度は現在も模索中です（日経新聞　2017/10/05）。実効を上げる取り組みを真摯に模索しながら進みださないと、とんだしっぺ返しを受けそうです。　（2017年11月）

66 機能性表示食品に初の措置命令

　健康食品関連の市場は2兆円に達するとの試算もあり、医師の処方なし
に購入できる大衆薬市場8000億円の2.5倍にもなります。健康に関わる
表示が可能な「保健機能食品」については、栄養機能食品（2001年施行、
2017年、予測1150億円）、申請者自身が保健機能を証明する特定保健
用食品（いわゆるトクホ、1991年施行、2017年予測3960億円）が先行し
て上市され、高齢化の進んだ消費者層に受け入れられています。次世代
の保健機能食品としてたびたび取り上げてきましたが、学術論文から食材
の機能性成分を点検し、その食材を用いて製品化する機能性表示食品
（2015年施行）の市場規模は2017年予測1320億円と拡大の一途です。
今年で26年目になるトクホが実質400〜500品目、名目1200品目である
のに対して、3年目の機能性表示食品は1720品目もの食品が上市されま
した。

　ただ、「好事魔多し」のたとえどおり、11月8日の一般各紙（日本経済新
聞　2017/11/07）に、「機能性表示食品　措置命令16社」の記事が踊り、
「葛の花由来イソフラボンを機能性関与成分とする機能性表示食品」が景
品表示法違反として例示されていました。原料であるイソフラボンの提供メー
カーは痩身効果については述べていないといいます。措置命令を受け
た16社が「勝手な思い込み（？？？）」で作り出した機能性表示食品なの
でしょうか。せっかくの順風が、とんでもない逆風にもなりかねません。

　先日開催された技術講演会（H＆Sセミナー）は時宜を得た演題であり
ましたが、講師の先生方にはお気遣いをお掛けしたように思います。

（2017年12月）

イシダイ

66

67 商売繁盛はアイデア次第！？ 〈健〉

　塩分含量の多い正月のご馳走は食べ過ぎませんでしたか。食塩の一日の摂取量は昨今では8g程度が推奨され、外国では5g程度を目指している地域もあるようです。ナトリウムとカリウムは拮抗しているので、「炬燵の中でミカンを食べる」日本の正月風景は、カリウムを補充して食塩を排除するためには、理に適っているのでしょう。

　実は、食パンには小麦粉100gあたり約2gの食塩が、生地の硬さや風味、そして発酵調整のために使用されています。この食塩の低減化にもカリウムの併用が考えられました（食品総合研究所・高野）。天然物の化学構造に近いグルコン酸カリウムを用いれば、まったく食塩を使用しない、美味しいパンの製造が可能となります。カリウムを食塩の代替として用いた減塩醤油の製造は、古くはかの理化学研究所の研究から生まれたとされます（最近ではその根拠はいささか怪しくなっております）。

　減塩について日経新聞（2017/12/08）に、「おいしく減塩」と題して岩手県矢巾町、岩手医大、浅沼醤油の産学官での取り組みが紹介されていました。塩味を残しながらカリウム濃度を増加させ、「ナトリウム25％減、カリウム20％増」の「黄金比率（？）」を突き止め、この醤油などで製造した食品を「ナト・カリ食」として商標登録しています。カリウムを添加した場合、減塩効果のあることは既知であり、いわゆる特許性はありませんが商標登録による知財保護は確実です。

　アイデア次第で売れ筋商品は無尽蔵に出そうですね。今年も知恵を絞りましょう。（2018年1月）

フグ

68 誤飲・誤嚥に一層の配慮を

　我々の過半が終の住処としてお世話になる施設は大別して、①運営主体が自治体や社会福祉法人などの特別養護老人ホーム（特養）と、②主に民間企業が運営主体となる有料老人ホームの二つがあります。某全国紙（2018/01/05）は、わが国の115の全自治体からデータを集め（回収率100％）、有料老人ホームから2016年度中に監督官庁でもある各自治体への報告で死亡事故死が944人にも及ぶことを明らかにしました。

　そのうち、183件（第1位）が誤飲や誤嚥によるとし、転倒・転落（49件）、溺死（17件）がこれに次いでいます。 対象施設は18000事業所（対象者45万人以上。サービス付き高齢者向け住宅6363棟を含む）ありますが、この数は2000年以来16年で約30倍にも急増しています。

　一方、自治体が国に特養における死亡事故を報告した例は、報告義務がないとはいえわずか19自治体（回収率約11％）に過ぎません。入所希望者数の多い要介護4及び5のご高齢者が9万人も待機していることからも死亡事故等には一層の注意を払うべき現状が見えてきます。まずは一定の基準で実態を明らかにできる統計が必要です。

　我々食品産業に携わる者は、誤飲や誤嚥による死亡について、より一層、注意を払い、そのリスクを明らかにし、周知しながら、新しい商品開発をすることが求められます。そして食の安全・安心については、化学的方向や生物学的方向のみならず、物理学的方向（食感、歯応え、歯触りなど）まで拡げ、誤飲や誤嚥の観点で見直さなければなりません。誤飲・誤嚥を見据えて食品に対峙している食品産業従事者や公的機関職員は極めて少数です。耳をダンボにして情報を集めて対応しましょう。

　（2018年2月）

69 世界に広がる和食の「輪」

　我が国の成長戦略の一環として、TPP(環太平洋パートナーシップ協定)に対応する手段ともなる農林水産物や食品の輸出が、年間1兆円を数値目標に掲げ、促進されています。しかし、対象各国の安全基準(HACCPなど)が世界標準となり切れていないことから、今年度は8000億円程度と伸び悩んでいます(日経 2018/02/04)。「和食」のユネスコ無形文化遺産登録後は特に和食のキー食材にも関心が寄せられ、関連業界は顕著な業績を上げつつあります。具体的な根拠として海外での日本食レストラン数の増加は明るい未来を予想させます。2006年に24000店であったものが、2017年には11万8000店と、約10年で5倍にも達しています。

　キー食材の実例として味噌の輸出については北米地域の5300トンを筆頭に、全体で16000トン(33億3000万円、対前年比8〜9%増)と顕著です(日経 2018/02/04)。ミソスープの栄養価値や機能性についてもよく知られているところであり、さらなる発展が期待されます。

　以下、1900年代に四原味(甘味、塩味、酸味、苦味)であった味覚が、1950年に、あえて英語で記せば、umami(旨味)として認知されて、今日の五原味となり、和食の根本となる dashi「ダシ」の大切さが理解され、miso、soba、tofu、natto、sake・・・など和食の真髄を論ずる書籍も諸外国で数多く刊行されています。

　大分以前に開発されていたと記憶していますが、竹とバガス(サトウキビを搾った後の繊維)を加熱、加圧処理して製造した食器 wasara(和の皿?)の実用化は、従来の使い捨て食器の概念をくつがえすものです。日本の食品加工関連技術の多様性を示したものとして新たな可能性を感じさせます(日本食糧新聞 2018/02/22)。 (2018年3月)

70 「そだね〜日本」のもう一投 価

　カーリング「そだね〜日本」のモグモグタイムは、食品と携わる我々にとっての良い教訓を残しました。彼女らが美味しそうに食べていたイチゴは「雪香（メルヒャン）」と言われ、韓国では70％以上のシェアを持つ品種でした。同じように開発された「梅香」や「錦香」を合わせればほぼ100％が同じ株から作られたといえます。

　日本のマスコミの何社かはこの「雪香」の出自について調査し、日本農業の問題点を提起しました。このイチゴ、実は静岡県の故・萩原章弘氏が国に品種登録して2007年1月に登録期限を迎えた「章姫」と、愛媛県の西田朝美氏が開発した「レッドパール」とを交配させたものでした。

　この「レッドパール」を韓国に持ち込んだのは韓国の農業者である金重吉氏だったとされます。西田氏は金氏の「熱心さ（執拗さ？）」に押され、他に流出しないことを条件に数株を譲渡しました。善意の提供が「韓国流の解釈」で勝手に交配され、「雪香」として韓国全土で栽培、生鮮品として諸外国に売り込まれる結果となりました。農林水産省の試算によれば、5年間で約220億円もの損失になります。

　日本は農林水産物・食品の輸出額として1兆円を目指しており、知財の保護にも新たに取り組むといいます。品質を守る知財の大切さについて、日本食糧新聞（2018/03/12）は、「模倣品の排除に向けて―知財の権利化と適切な保護管理を―」と題する農林水産省担当課長の寄稿を掲載しています。産学官の知恵を寄せ合い、「そだね〜日本」のモグモグタイムを充実させたいものです。（2018年4月）

ダツ

71 和食大好き外国人旅行者の方々は

　日本を訪れる外国人旅行者は、特に繊細で多彩な食文化に、より強い興味を示します。2013年に世界無形文化遺産に選ばれた「和食」は、健康志向、鮮度志向(生食;なましょく志向)とも相まって多くのファン(?)を惹きつけます。

　彼らはどのような和食を好むのでしょうか。日本冷凍食品協会が実施した初めての調査(みなと新聞 2018/04/05)によれば、アジア圏からの旅行者については、刺身、唐揚げを筆頭に、焼き鳥、天ぷら、ステーキ、寿司が続きます。欧米圏からの旅行者ではパスタ、刺身が上位にあり、ビール、ピザ、天ぷらがお好みのようです。

　外国人旅行者の来店数を3年前と比較すると、38%の事業所・店舗が「増加している」と感じ、「減少した」と感じる 7%を大いに上回っております。接客の現場でも外国人の増加が実感されます。しかし、今後の外国人旅行者への対応メニューについて、食材としてエビを用いるという回答がダントツの1位であり、具体的メニューとしては70%以上の事業所・店舗は検討しておりませんでした。さらにベジタリアン(特に乳製品を含めて規制の厳しいヴィーガン)や宗教上禁忌食材の多いハラールについても、メニュー開発への工夫が求められます(冷食タイムス 2018/04/03)。

　これら食の次世代に向けた改革は、2020年のオリンピック・パラリンピックを切り替えの好機として動いているように見えます。15年ぶりに、輸出を見据えた監視を国が前面に立って進めようとしていますが、食品衛生法の改定はその根幹となりそうです(みなと新聞 2018/04/09)。

　国は2020年のオリンピック・パラリンピックまでに、2400万人(2016年)とされる外国人旅行者を4000万人まで倍増させたいとしています。しかし、フランスの8300万人を筆頭にした外国人旅行者数では日本はまだ16位に過ぎません。せっかく手に入れた「和食」を大切にし、オリンピック・パラリンピックを好機と捉えて、さらに攻めていきましょう。　(2018年5月)

72 売れ筋商品 ◇価◇

　最近、アイデアをこめたブランド商品を創ろうとする動きが目立ちます。インスタント食品に象徴される簡易調理食品分野では、美味しさに手間ひまをかけることを価値と考えて梅干しやピクルスなど完成に至るまでの「ひと手間」を楽しむお料理キットが提案されています。ひと手間を覚悟の消費者も喜んで対価を支払うでしょう（日経流通新聞 2018/05/06）。養殖サバについては、給餌の際に酒カスを加えさらに神経締めを併用して、和食ブームを支える美味しさ抜群のサバが届けられると自信を見せます（日本経済新聞 2018/05/05）。美味しい焼き菓子では、消費者が手に取って喜ぶように外観にも工夫を凝らして、動物などのキャラクターをかたどった菓子が上市し、さらに「かわいい和」シリーズではネコやカエル、クマなどの愛らしい動物の和菓子も参入しています。外見も味の要素であることは論を俟ちません（日本経済新聞 2018/05/05）。我々はプロですよ！売れ筋商品の種は尽きさせません！

　頑張っている一方で、足を引っ張るプロもいます。機能性表示食品は政府の規制緩和政策の目玉として2015年4月に施行されました。本年5月時点で約1300件となり、今年度中にも市場規模2000億円に達しようとするビジネスチャンスとなっています。本年3月の改正では生鮮食品についても規制が緩和され、さらなる広がりを見せています。しかしながら「摂取するだけで痩身効果がある」など過度の広告を掲載し、健康食品会社9社が課徴金納付を命じられるなど勇み足も目立ってきました（読売新聞 2018/05/11）。せっかくの新しいビジネスチャンス、プロの賢さを発揮しながら利益を頂きましょう。（2018年6月）

73　今こそ食材王国 繁栄の時　

　韓国の恣意的（？）風評被害で、日本から韓国への輸出が禁じられているホヤについては、60頁でも紹介しましたが、東日本大震災の傷も癒えて年間1万トン近くが生産されています。「世界三大珍味に続け」と題する記事（日経流通新聞 2018/06/10）にはホヤの冷凍むき身を上市した話題が載っています。ホヤ大好きの私は早速購入、ホヤ大嫌いのはずの家内も「美味しい！」を連発していました。韓国に意地悪をされて買ってもらえないのなら、日本食が注目されている今こそ販路を世界に拡げましょう。とりあえずの目標は20トンとか、年間生産量の10％程度でも加工すれば、世界三大珍味の上を行く大儲けが待っています（と信じよう！）。

　昔々、米国で生活したことがあります。その時の印象では、家庭で料理をすることは少なく、台所は綺麗にしておくことがステータス（？）であるように感じました。最近、アメリカでは日本食レストランのみならず、日本食を楽しむ一般家庭が増えてきたそうです。そのため味噌、醤油、酢、削り節のような基本的調味料から豆腐のような食材まで現地での生産を増やしているといいます。コメや冷凍マグロなどの倉庫の移転や拡張も検討されています。北米における日本食レストランは昨年までに25300店で、4年間で1．5倍も増えています。ホヤのグルメ食参入は容易であるかもしれません。

　「米国では日本食＝健康とのイメージがあり、アジア系消費者のみならず高所得者層が注目している（日本経済新聞 2018/06/10）」と野村證券藤原アナリストはいいます。日本食は健康長寿に貢献するとのマクガバン報告書＊が実地に根付いてきている証左と考えます。　（2018年7月）

＊マクガバン報告書：1977年、当時世界一の医療費に悩む米国の上院議員マクガバンがまとめた、食事に関して日本食が理想であるとする報告書

73

74 猛暑に対抗、「飲む酢」

　記録的な豪雨のつぎは連日の猛暑で、食欲も減退気味です。「何でもラ
ンキング（日本経済新聞 2018/07/07）」の「飲む酢」の記事が目に留まり
ました。デパートなどの売れ筋商品から22種類を選び、11名の専門家が順
位付けをしています。第1位の「のむ檸檬酢」では「静置発酵法」により酸
味がさわやかな余韻となる商品が開発され、ドリンクとしてはもちろん、料
理にも格好の食材となること、食欲増進に加え、疲労回復作用も期待でき
ることなどが記載されていました。第2位の「梅ごこち」では芳醇な香りとさ
わやかな酸味が疲労回復に効果を期待させます。カクテルなどアルコー
ルとの相性も良いとしています。黒酢と同様に静置発酵したブルーベリー
黒酢には豊富な種類のアミノ酸の含有が期待されます。いずれの商品も
生産者のアイデアと審査員の期待とが入り混じって興味がそそられます。

　食酢を製造する要点を、釈迦に説法ですが、ご紹介します。①果実や
穀類など原料となる澱粉を含む材料を酵母の力でアルコール発酵させま
す。②つぎに、酢酸菌により酢酸発酵して酢を得ます。①から②へ移る際、
ろ過をしない静置培養では食材や菌体成分が多く残ります。アルコール
発酵と酢酸発酵を同一の容器で行うことで有名な「黒酢」には「身体に優し
い成分」が多く含まれていることが知られています。③そして熟成します。
この熟成こそが味を左右する大切なものなのです。酢酸のカルボキシル基
が水分子と緩い結合を作りマイルドな味になるともいわれています。

　筆者も食酢の健康との関わりについて、黒酢を含む24種の食酢を材料
に検討した論文（1992年）があります。特異的な化合物を見つけるまでに
は至っておりませんが、黒酢中の豊富なアミノ酸量など「飲む酢」と題する
特集で納得できる点も多々ありました。酢の世界は奥深いといえます。

　トラディツィオナーレには到りませんが、モデナのバルサミコ酢を見つけ
ました。ワインもあるし今晩は暑気払いです！ （2018年8月）

75 「遺伝子組換え食品」に抵抗はありますか？

　「ヒューリスティック（直観的判断）の不思議」と題した唐木先生の講演を聞きました。食物を選択する際、「危険」という概念はありません。しかし、世の中には農薬等の薬剤が怖いという情報があふれています。ここで「怖くない」との答えを出したら教養がないとの烙印を押されかねません。馬鹿にされないためには、「怖い」と答えて「知識を持っている」ことをアピールした方が良いと考えがちです。これがヒューリスティックです。

　「食のゲノム編集どこまで」との記事がありました（読売新聞 2018/08/07）。血圧上昇を抑制するトマト、筋肉の多いマダイなど遺伝子（ゲノム）を自由に組み換えるゲノム編集手法での食品開発が行われています。また、すでに24か国で害虫に強いトウモロコシや雑草は枯らすが、大豆本体は除草剤の影響を受けない除草剤耐性の大豆などの組換え体が栽培の現場で使用されています。これらの組換え体については、成書『誤解だらけの遺伝子組み換え作物（小島正美・編集、エネルギーフォラム社、2015年）』などに述べられています。600以上の安全性に関する論文が掲載されており、遺伝子組み換え作物はまったく問題はないとされています。

　約30年前になりますがイネの全ゲノム解析など遺伝子組換えの創成期に関わりました。「謂われなき中傷」の多さに驚きましたが、「正当に怖がる理由のある消費者」とのディスカッションを密にする段階に来ていると考えます。これからは良い組換え体を手に入れた会社がダントツを走るかも知れません。（2018年9月）

ホタテ

76 エリスリトールの復権！？

　今月は「米国を中心にエリスリトールの世界市場は6万トン超の成長を見せ、当分の間、安定した需要が見込める」との記事に注目しました（食品化学新聞　2018/09/06）。小職も、「エリスリトール受難の現場」に直面した時期があり、感慨深いものがあります。

　エリスリトールはナシやメロンのような果実、味噌やワインのような発酵食品中に含まれています。50種類ほどある天然の希少糖の一種で、エネルギーにならない、抗齲蝕性（虫歯にならない性質）がある、清涼感のある甘み（ショ糖の75%）などの特長を持ち、自然界ではごく少量しか存在しません。しかし、大量に摂取した場合に「お腹がゆるくなる」ことが知られています。この大量培養に成功したのが食品総合研究所とN化学でした。日本発の機能性糖質として量産体制に入ったエリスリトールは多くの食品メーカーに提供され、いろいろな製品に生まれ変わりました。某飲料メーカーが、1998年ごろからイメージキャラクターとしてサッカーの中田英寿氏を起用し、社を挙げて大々的に製品を売り出したことをご存知の方は数多いと思います。

　ところが、製品のすばらしさに注目した（？）「ある地方のヤンチャグループ」が一人当たり500mlのボトルを4本から6本も一気に飲んで、下痢になったという「事件」がおこりました。その地方の大学教授（教育関係学部）はしたり顔で、「下痢を起こすような人工合成甘味料を大量に摂取させるような悪質な飲料の販売を許すのはいかがなものか」との見解をマスゴミにコメントしています。製品は回収され、エリスリトールは追い払われてしまいました。

　関係者の復権への努力は大変なものでした。私もエリスリトールは「非常識な使い方をしない限り、当然ながら安全です」とのコメントをしたことがあります。その後、食品総合研究所の理事長であったK氏（退職後は日大教授）はエリスリトールの研究により日本農学賞を受賞されました。今回の記事でK先生のご奮闘が報われたように感じます。先ずは日本国内から、復権させて欲しかった「事件」でした。（2018年10月）

77 和食の中心にはご飯がある

　農林水産業の国内総生産額は約10兆円です。この中で例えば、畜産業ではウシ、ブタ、ニワトリなどに加え、イノシシやシカなどのジビエ（日経流通 2018/10/08）まで、それぞれに工夫を凝らして食卓を豊かにしています。

　主食のコメは生産額ベースでもカロリーベースでも農産物の優等生です。コメ単品で約4兆円を占め、文字どおり我が国の基幹産業であります。

　ところが、コメの年間消費量（一人当たり）は1962年の118kgをピークに、2015年には54.6kgまで激減しています。白物家電としてインバウンドにも好評な「電気炊飯器」があるにも拘らず、消費量激減の主因は「炊くのが面倒」であることのようです。

　不遜の輩に一言、和食の良さはコメ中心であることを私なりに述べたいと思います。先ず、健康面では血糖値が上がり易く、空腹を感じ易いパンなどの粉食に対し、ご飯は粒食であり、消化に時間を要し、血糖値を程良く経過させる優れた特徴を持ちます。次に、世界的に注目されファンの増加が著しい「和食」の真髄は「口中調味」にあります。即ち、ご飯とおかずを適宜含み、口の中で調味し食することが和食の美味しさの基本と考えられます。

　多様なご飯の消費拡大のため、冷凍飯米をカップ入りにしてすぐ食べられるようにする試みは発想を拡げます（冷凍タイムズ 2018/10/02）。今までの醸造用アルコールは大部分がサトウキビを原料にしています。インバウンドの増加に目を付けたメルシャンが、酒造米（山田錦）を用いたアルコールに切り替える予定とのこと、酒好きの方々には新しい蘊蓄を傾ける機会が増えるかもしれません（日経流通 2018/10/03）。

　ご飯を中心とした食品の提供の攻め口はまだまだ無限に拡がります。秋の夜長に談論風発しませんか。（2018年11月）

78 美味しさは「香り」から

　食べ物の美味しさは五感（味覚、触覚、視覚、聴覚、そして嗅覚）により
ます。中でも香り成分は極微量で感じ取ることができ、食べ物を選択する
際の動機付けや味の記憶に強く関わります。ウナギ屋には、「まず煙を喰
わせろ」との言い伝えがあるらしく、お客様もついつい備長炭に垂れるウナ
ギの脂のにおいに誘われます。国民食（？）であるカレーやラーメン、そし
て女性のソウルフード（？）焼き芋のにおいも魅力的で、香りの面目躍如を
果たします。今月は嗅覚について紹介します。

　日経流通新聞の「何でもランキング」にスイーツの定番であるチーズケ
ーキがチーズ大好き審査員により紹介されていました（日経流通新聞
2018/11/06）。馴れると病みつきになるブルーチーズを使用したケーキが
ランキングの多くを占めており、ブルーチーズ好きの筆者にはわが意を得
た記事でありました。

　主食であるご飯の「炊きたての香り再現」は古くから研究の続いている領
域です（食品化学新聞 2018/11/01）。半世紀以上前のフリアーノの研究
からピラン環化合物が香りの主成分と判明いたしました。しかし、そう単純
なものではなく、その後も数多くの研究が継続されています。炊飯時の香
気から水蒸気を取り除き、捕集する技術（小川香料、ダイナミックスペース
分析）では、捕集した液を炊飯時に0.1％加えるだけで、炊き立てご飯の
香りがするといいます。副菜が少なくてもご飯の味を堪能でき、嗜好性と健
康訴求両面のメリットが期待できそうです。

　年末恒例の年越しイベントを迎えるにあたって、寂しいニュースもありま
した。天候不順の今年、日本産ソバ供給の約50％を担っている北海道幌
加内産のソバを含め、かなりの減収になりそうです（日本経済新聞
2018/11/08）。ソバの香りについてはT香料の論文によると単純な化学物
質で決められているのではなく、一筋縄では解明できないようです。今年
の「年越し蕎麦」は早めに味わいましょう！（2018年12月）

79 日本的発想を加える

「パン」から「ぱん」へ―技術開発が改革をもたらす―と題してまとめました（8頁参照）。パンの起源は約9000年前のメソポタミア文明時代ですが、日本へは1500年頃、ポルトガル人により伝えられたといわれています。しかし、実際に西洋流のパンを作ったのは約300年後の1842年であると書物には記されています。その後、あんパン、ジャムパン、そしてカレーパンなど冷凍耐性酵母の使用なども含め、西洋流の「パン」から日本独特の「ぱん」として独自の発展を遂げました。今回はパンを含め、日本人ならではのアイデアが込められた製品を紹介いたします。

江崎グリコの「赤ちゃんミルク」では母乳をめざした開発がなされています。乳児に重要なアミノ酸、リン脂質、オリゴ糖、ビタミンKやβ―カロテンなど特別用途の規格基準をクリアした商品が上市されています（日本食糧新聞　2018/12/05）。カルビーの「てんぷら味」のポテトチップスが人気を集め、「ご当地ポテチ」としても展開されています（日経流通新聞 2018/12/07）。

「ぱん」ではコッペパンが凄い。おかずからスイーツ、「ご当地もの」まで幅広い工夫が満載です。

愛知県岡崎市のサンクレールでは売り方にもこだわっています。「なす味噌チキン」ではパンに載せた具材を客の目前でバーナーを用いて炙り、香ばしさも提供するユニークな販売方法を展開しています。五感を捉える売り方でありますが、心遣いが実に素晴らしい。老舗の山崎製パンもジャム＆マーガリンのコッペパンなど超ロングセラーパンを引き連れての展開に抜かりありません。パン食文化が拡大しつつある東南アジアにも展開しています（日経 2018/12/04）。（2019年1月）

80 薬膳料理で逮捕？ 〈健〉

　関東の某県で食と健康に関する講演をしました。地元の方々から「薬膳料理」の店を開いて町興しをしたいとの話があり、文献や論文などを提供することとし、大いに盛り上がりました。いざ開店となった数か月後、保健所の方々から「薬膳ですかぁ、『薬』という文字からもお分かりになると思いますが、薬事法に違反するので看板から薬の文字を外してください」と厳しく注意されたそうです。電話の向こう側で、落胆アリアリの声で、嘆いておられました。

　飲食店で提供する薬膳料理は、通常私たちが食用としている延長上の材料（明らか食品）であることから、法律の規制は受けません。中医学でよく知られているように食品の延長上にあり、安全性は担保されていると考えるからです。米国の例ですが同様の目的はサプリメントが担っていると考えます。予防医学や「未病」対策として、穏やかな法規制のもとに取り扱われています。ただし、これらの成分を特別に濃縮して使用する（食用をはるかに超える濃度での使用）、レトルトなど濃縮が予測できる加工済の薬膳料理では、違法になる恐れがあり、注意が必要です。

　これからの高齢社会を見据えて、ますます深化する食と健康の最前線を、薬膳料理で豊かにしましょう。日本経済新聞の何でもランキング「薬膳料理で寒さに打ち勝つ」と題して薬膳料理（日本国際薬膳師会監修・制作の料理27点）を専門家11名がランク付けした記事を掲載しています（日本経済新聞 2019/01/05）。私なりに触法素材を厳しくチェックしました（？）が、もちろん大丈夫です。実食することが出来ずに、口惜しいメニューばかりでした。ただ、お酒に合うお料理はどれでしょう。お酒は薬膳にはそぐわないとだけは言わないでください。 （2019年2月）

81 食品と環境（？）を巡る課題

　食と環境問題に関する報道、特にマイクロプラスチックに関する一連の報道がありました。食品包材に多く使われているプラスチックが紫外線や波などにより1〜5mm 以下に砕け、海洋生物に取り込まれて食物連鎖により生態系の頂点にある人類にまで影響を及ぼしているようです。ファストフード店やコンビニ店で使用されるストローなども紙製品に切り替わっています。日本の海域では他の海域に比べ約30倍ものマイクロプラスチックが確認されているといいます(九州大学)。

　最近の食品業界では、改元を見据えて平成のヒット食品を報じるニュースが目立ちます。上述の食と環境の観点からは食品ロスを防ぐための提案を紹介します。HISグループのトドキスギ社はコンビニチェーンと連携して、消費期限の近づいた食品の情報を消費者のスマホに知らせることで食品ロスの低減を目指しています。コンビニ周辺に住む消費者の加入希望を取り、消費期限の近づいた商品を安価に提供するそうです。環境省などの調査によれば国内の食品ロスは年間646万トンにも達するとされます。食品そのもののロスによる損失だけではなく、廃棄コストもかさむため、流通業としては解決したい喫緊の課題です。この取り組みは2月1日から実施されており、成果が期待されるところです(日経流通新聞 2019/02/04)。

　LINEでも経済産業省の実験の一環として消費期限の迫った食品を通知したり、購入時にスマホ決済サービスである「LINEペイ」でポイントを付与するなどの取り組みを始めるとのことです。

　この領域では「率先垂範」が大切かもしれません。（2019年3月）

サンゴ

82 優れた品質って・・・

　食品の品質は、美味しさ、健康、そして、安全・安心の三要素からなると考えられます(33頁、53頁参照)。今月も優れた品質について最近のニュースを紹介いたします。

　水産練り製品において、最近、カニかまの急拡大が顕著です。その要因として、良質な魚由来たんぱく質への訴求増が挙げられており、気候変動によるおでんの不調振りとは対照的です。

　堀川、紀文、一正蒲鉾、日本水産など、それぞれに宅飲みへの提案、サラダを通した健康志向健康食品、BCAA分岐アミノ酸添加などのスポーツ市場対象食品など、異常気象で苦戦したおでん商戦のマイナスを補填する市場展開を試みています(日本食糧新聞 2019/03/11)。

　コメの品質としては、東北地域米の食味ランク動向に興味を持ちました。それぞれの県に一喜一憂はありますが、9頁で紹介したように食味ランクは穀物検定協会の20名のパネルで決まります。関係者は決定に至るまでを詳しく知れば困惑することなく、結果を見ることができそうです(日本経済新聞 2019/03/01)。

　程よいサシの入り具合となる和牛(牡)と乳牛(牝)からの交雑牛も興味深い記事でした。最近、産総研の研究者が開発に成功したとの報告もあります。昔々、MRI(核磁気共鳴イメージング)を利用した肉質診断の研究者と会ったことがあります。現場での応用については不明ですが、画像診断書持参で健康自慢の牛さんが身売りするのも近い将来かも知れません(日経流通新聞 2019/03/03)。　(2019年4月)

ハリセンボン

83 フレイル対策 健

　前頁では、食品の品質には美味しさ、健康、そして安全・安心が大切であることを、水産練り製品業を例に紹介しました。今月のニュースの中で、全国かまぼこ連合会が第71回の品評会受賞者を発表しており、品質がその選考基準の中心であることが再確認できました（水産タイムス 2019/04/01）。躍進する風味かまぼこ市場についての富士経済社の調査によれば2018年は対前年比383億円と4.1％増で「例年にないほど好調」とのことです（みなと新聞 2019/04/03）。かまぼこは良質のタンパク質が原材料であることから、ロコモティブシンドローム（運動障害による立つ、歩くなどの機能低下）予防につながると考えられています。ただ、今後、水産物収穫量の減少から、2023年には8606億円と、対17年比で2.1％減になると予測されています。厚生労働省の2020年版『日本人食事摂取基準』には従来の生活習慣病に加えてフレイル（高齢に伴って、筋力や精神面の衰える状態）予防が盛り込まれることになっており、良質のタンパク摂取がもとめられています（食品化学新聞 2019/04/04）。

　最近、食材の値上げが目立ちます。海藻は生産者の高齢化や気候変動の影響もあり、値上げ幅は大きいといわれます。北の昆布は流氷被害、南の沖縄周辺では台風や水温の上昇が値上げの主因とされます（日本経済新聞 2019/04/05）。豆腐、豆乳、納豆など健康イメージの強い大豆も、台風や日照不足の影響を受けて大幅な減収になっております。低温に耐える大豆品種の開発や、栽培法の研究も進んでいます。フレイル対策に向けた食品加工についても知恵を出し合うときかも知れません。良質なタンパク素材は数多くあるのです！（日経流通新聞 2019/04/01）。

（2019年5月）

84 食品ロスの軽減が商機？ ◇価◇

　食品ロスについて考えてみましょう。

　水温が高く病害が出たこと、そして少ない雨量により河川から海への栄養分供給が減少したことで、41年ぶりの記録的不作に見舞われた海苔業界は、年間の最低供給量も下回ったことから約3割の高値になりました。海苔は国産品に対する購買意欲が高く、中国や韓国などの他国産では代替できません。この影響を直接受けたのはコンビニ業界で、おにぎりの販売維持のため思案投げ首の体が見えそうです(みなと新聞 2019/05/13)。日持ち向上剤製剤の主剤である酢酸ナトリウムやグリシン、副材として使われる各種有機酸の生産が追い付いていないというニュースもありました(食品化学新聞 2019/05/02 & 09 合併号)。

　未利用資源の有効利用については新技術「バイオ IOS」を実用化した衣料用洗剤「アタックゼロ(花王)」の販売や、野菜ペースト「ZENB(ミツカン)」でも枝豆の皮やトウモロコシの芯をペーストに仕上げるなど工夫が目立ちます(日経産業新聞 2019/05/06)。

　食品ロスそのものの低減化について業界紙以外に一般紙でも、消費期限情報を開示し、値引きするなどの実証実験開始の計画を報道しています(読売新聞 2019/05/18)。料理動画で食品ロスにつながる調理の工夫も提案されそうです(日経新聞 2019/05/13)。

　添加物協会が開催した「不安をあおる情報に苦慮」の中で講師は、天然の方が人工より低リスクであるとは限らないと述べています。その実例として普通の水でさえ、解釈によっては不審なものと誤解される例がクイズとして出ていました。「長年、身近で使っている」、「悪性腫瘍などに、より多く含まれる」、「摂取が少ないと肉体に致命的損傷をもたらし、多すぎても健康に甚大な被害を及ぼす」などが述べられています(冷食タイムズ 2019/05/07)。実はこの問題、以前にも触れています(45頁参照)。

　(2019年6月)

85 美味しい和食で健康に

　「事件です！宮城県民の食塩摂取量は全国ワースト1位です」「どんぐりの背くらべ」的に僅かずつの違いですが、ワースト10には、宮城県に加えて、福島県、秋田県と東北地方から3県もランクインしています。他方、食塩摂取量の少ない県は沖縄県、三重県、高知県など「かつお節・削り節」消費量の際立って多い地域が並んでいます。県庁所在地別統計で那覇市は全国平均の3倍、津市は2倍、高知市は1．5倍と飛び抜けて消費量が多い特徴を持ちます（国民健康・栄養調査）。

　筆者は以前から和食の神髄は「ダシ」にあると考えております。今月のニュースで「だしパック沸き立つ」と題した記事（日経流通新聞　2019/06/03）が目にとまりました。このところ、仙台でも「ダシ」の専門店が開店し、カツオ、昆布、煮干しなどを不織布でパック化した「だしパック」の市場規模が拡大しています。記事によれば、2018年には120億円を突破しました。栄養士さんたちは旨味や酸味を活用して、塩分や糖分を控え、美味しくて健康的な食事を提案しています。右肩上がりの売り上げは2023年には144億円（対18年比20％増）にも達すると予想されます。美味しさや健康志向の強い高齢社会ではなおさらでしょう。

　機内サービス、新幹線の車内サービスで、「只今から飲み物のサービスを開始します。コーヒー、お茶、ジュース、スープなどを準備しておりますので、お席にお邪魔した折にお申し付けください」は定型ですが、内容を少しだけ変えて頂けませんか。日本の飛行機、そして世界に誇る新幹線ですから、オニオンスープやコンソメスープだけではなく、「ダシ」も提供してもらえないでしょうか？香りもよいし、落ち着きます。外国の方にも和食のエッセンスを理解してもらえる良い機会と思うのですが・・・。（2019年7月）

86　魯山人風トンカツ　◇味◇

　美味しさは素材の良し悪しによると考える北大路魯山人は、素材に苦心するフランス料理を「まずい素材をうまいものに是正する料理法はなく、残念な味に終始する」と酷評してはばかりません（『魯山人の料理王国』文化出版局）。

　このフランス料理に関する日仏紛争に参加するには手元不如意なので、庶民の力強い味方、『明治の三大洋食（コロッケ、ライスカレー、そしてカツレツ）』（佐々木、加藤、『学苑（昭和女子大学紀要）』43−52、1995）のトンカツを例に考察します。今月のニュースにパン粉についての特集がありました（日本食糧新聞 2019/07/05）。私の知る再来日した外国の方々は、寿司、天ぷらと同様、日本食の美味しさの代表としてトンカツを絶賛していました。本特集には「PANKO」としてトンカツはじめ揚げものに欠かせない、冷凍で輸出される乾燥パン粉に加え、近年ではより本格的な常温輸出の生パン粉についてまとめてあります。最近の輸出量は2〜3割増であり、こうしたパン粉の基本コンセプトから、関係企業の創意工夫まで、元気いっぱいの内容で、特集は充実していました。

　魯山人先生は如何と、批評を探してみると、「トンカツという大味なものを食って、なんのいぶかりもなく暮らしている今の日本人。茶道などというものには、およそ縁が遠い。困った日本になったものだ」と大いに嘆き（『魯山人味道』中公文庫、1980年）、相変わらずの酷評ぶりでした。ただ、「トンカツに関して、魯山人の記録として残っているものはない」というのが正確で、お側で薫陶を受けていた方々の記録はあります。実は、屋敷にあった「大きな大きな」冷蔵庫には豚のロース肉の塊が保管され、いろいろな調理法で食べられていたとされます。「魯山人先生は和食オンリーという話は、実は先生を知らない人のお話で、中華料理が得意で、トンカツなどもよく食べられていた」とのこと。まずはひと安心！（2019年8月）

87　国連も提案する
「持続可能な開発目標（ＳＤＧs）」は身近な課題

　主として有機塩素系の残留農薬問題が連日マスコミに取り上げられていた頃、理研M研究員がアミノ酸誘導体の除草剤を開発しました。天然素材から開発した今日でいう「持続可能な開発目標（SDGs）」の先駆けだったかもしれません。私自身の研究で、「酵素を、その活性を失わせることなく有機溶媒に溶解する」という既存の常識とは異なった目的のために界面活性剤（洗剤）を合成しました（食総研T氏ら）。アミノ酸を母核とし、アミノ基に糖を結合させて親水基としたのです。他方、アミノ酸のカルボキシル基には高級アルコールを結合させ親油基としました。つまりアミノ酸から作った洗剤の一種で、通常使用する石鹸では酵素の作用は失活してしまうのに対して、一分子の酵素がこの界面活性剤130〜150分子に守られ（？）、酵素活性が維持できたと結論付けました。有機溶媒に溶解する酵素であることから長鎖脂肪酸からなるグリセリドの加水分解や合成に有効であると考えられました。

　今月のニュースとしては、アミノ酸関連領域で傑出する味の素社が、アミノ酸由来の洗浄剤開発を行っており、最近31年を見ると、年15％増の売り上げを見せているそうです。広く見ればSDGsの一環とも考えられ、化粧品領域での利用に資すると考えられます（日経産業 2019/08/07）。

　5mm以下のプラスチックと定義されるマイクロプラスチック問題も食品産業に携わる者としては頭が痛いところです。このままのペースで増加すると2050年には海に生きる魚類と同量のプラスチックが海中を占拠することになります。絶望的状態と考えられていた昔の有機塩素系農薬問題はアミノ酸周辺科学の応用で解決の端緒を掴んでいます。知恵を出し合って難題を解決したいものです。（2019年9月）

88　小泉環境大臣の当面の課題？

　「子育てには不参加OK」と勝手に思い込んでいた私はオシメを一度も交換した経験がなく、いまだに家内のきつい「指導」を受け続けています。比較するのはおこがましいことですが、第四次安倍内閣では将来の首相候補とも期待される小泉進次郎議員が環境相に起用されました。子育てについてイクメン先輩である鈴木英敬三重県知事から学んでいるようです。子育ての極意として、①公務優先、②危機管理の徹底、そして、③「奥様の不安解消」を説かれたらしい。特に③はもう少し早く教えていただければ、私もこんなめには遭わなかったのに（涙）。

　環境相就任式の翌日には福島県を訪れ、先任の原田前大臣の、「現在、貯蔵タンクにためているが2022年には満杯になってしまう大量の放射性『廃水』は希釈して海に放出するしかない」との発言に対して地元の怒りが爆発し、その鎮火に務められたようです。世界各地の原子力発電所で「要処理水」がどのように処理されているかを徹底的に調査し、海洋投棄を含めて、最善の方策を探すことが重要と考えます。

　安倍総理はマイクロプラスチックについても小泉大臣に指示し、「地球規模の課題に、手垢のついた従来の議論ではなく、若手ならではの斬新な発想で対処、解決を図って欲しい」と期待しています。「脱海プラごみ漁具開発」と題した記事（みなと新聞 2019/09/02）が目に留まりました。ニチモウ、クラレ等を中心とした産学連携研究で生分解性プラスチックの開発を行っているとの記載がありました。一挙に「手垢のついていない議論」は難しいですが、斬新な発想は数多く実行されつつあります。

　言うまでもなく、日本は国連の一員としての責務を果たすことを国是としています。国連の提案する持続可能な開発目標（SDGs）はマイクロプラスチックや、食品ロスに対する新法への対応（日本経済新聞 2019/09/02）、（みなと新聞 2019/09/02）など多くの場面で解決の指針となります。
（2019年10月）

89 エビは業界を救う！ 〈味〉

　即食性や簡便性など、消費ニーズに合った商材としてのエビに関する記事が目につきます（水産タイムス 2019/10/07）。味覚研究の専門家である東大・阿部啓子先生、北大・栗原堅三先生、そして阪大・山本隆先生らの成書を見るとアミノ酸、核酸そしていくつかの塩の組成を替えることにより、エビ、カニ、ホタテ、肉、果実などの味は作り出せるといいます。飲み会の費用捻出を企んだ模擬店の多い昨今の大学祭を羨ましがりつつ、いくつかの「味液」を学生に調整させ、来客者に供試したところ非常に多くの反響を得ました。特に小学生、中学生の興味は半端ではなかったとイベント発案者としての身びいきもあり自画自賛しております。

　一般社団法人日本海老協会は、9月第3月曜日の敬老の日に長寿を象徴するエビを食べる文化の「エビフェス in 豊洲」として、「集客のできる」タレントを起用して定着をめざしています。今年のトピックスをご紹介します。

　マルハニチロでは良品のムキエビの販売強化をめざし、ホンジュラス産バナメイエビを加工販売しました。私自身、食品のヒットの条件として化学的な味覚（五味）と物理的な味（いわゆる食感）の中から二つ以上の味の調和こそが大切と考えております。その観点からエビの持つ甘味などの化学的な味とエビ独特の歯応えや歯触りは大ヒット間違いなしの予感を感じさせます。日本水産では甘みの強い大型のアルゼンチンアカエビを導入し、量的にも満足できるよう考えています。極洋ではガーリックハーブシュリンプと称する大型のバナメイエビを上市しました。ニチレイフレッシュでは頭から尾部まで可食で大型の、養殖のわずか2％しか商品化されないというバナメイエビの和洋中に広く展開できる特長を前面に出しています。

　新しい食品開発の可能性はまだまだ広く奥深いようです。味液「ごとき」初歩の初歩を学び、食感の初歩の初歩とを組み合わせてみれば、新たな食品の大きな可能性に気付きそうです（…多分？）。（2019年11月）

90 「ウンチ」周りの話 〈健〉

　今どきの小学生は「ウンチ」などの言葉が好きらしく、ノートやテストにも数多くでてきます。もう何年かすれば「検定済み」の教科書にもある種の香水原料がネコのオシッコであること、ウンチを薄めた液であることなどが記されるかも知れません。研究の現場にいた折、「なかなか卒論の学生が集まらないんですよ」と苦笑されていた先生がおられました。東京大学の微生物学者で、「腸内細菌学」の体系化を手掛けておられた光岡知足（ともたり）先生です。「特に赤身の肉が悪玉菌による腐敗を招く」ことを明らかにし、腸内の微生物集団（フローラ菌叢）の挙動と健康との関連を突き止めた成果があります。

　年に8000万トン（9500万トンとの記載もある）とされる家畜糞尿の処理に悩んだ畜産業者の方が不幸な運命を選んだ時期があり、霞ヶ関での仕事の中で、糞尿量の低減化、臭気の軽減化、有用成分の探索などのプロジェクト化の検討を行いました。

　先日開催された青葉化成株式会社技術セミナー（H&Sセミナー）において、東北大学名誉教授の本郷道夫先生（公益社団法人地域医療振興会、公立黒川病院管理者）が、「腸内細菌　ここまでわかった新世界」と題して講演され、目から鱗のはがれた思いがしました。

> 1. 我々の身体は微生物によって占領されていること（体内にある微生物数100兆個、そのうちヒト固有の微生物30兆個。遺伝子数のうち体内にある微生物のもの250万個、うちヒト固有の微生物由来2.3万個）。
> 2. 微生物の共存する環境で生育したマウスは性格が良く、無菌環境下で生育したマウスの性格は粗暴である。
> 3. 自閉症やうつ病も微生物との共存と関連する。
> 4. 肥満も腸内菌叢と関連する。
> 5. 便秘は慢性腎臓病（CKD）など諸悪の根源と言える。

　先生は生活態度の改善として、「快食、快眠、快便」を主張され、食との関わりでは三つのPとして、Probiotics、Prebiotics、Polyphenol の摂取を述べられました。小生の造語である情報食品（健康や安全に関する情報を付与した食品）の可能性は大きいかも。　（2019年12月）

91 感情を計測する 味

　食品産業の各場面(生産-加工-流通)にあって味覚の判別(官能評価)は最も大切な技術です。判定をする人間は忖度のかたまり、当の本人ですら自分の判断が正しいか否か、判別できないことも多いものです。こうしたことから個人の感情を除外し、人間の生理的反応のみを取り出し、味覚判定を正確にする試みが行われています(日本経済新聞 2019/12/04)。

　例えば、①古くから行われている脳波は、大雑把にいうと α 波(安静状態に現れる)、β 波(覚醒時の意識を反映する)など5種定義され、美味しい(心地よい)と感じれば α 波の出現が多くなると考えられます。

　例えば、②縮瞳速度の測定が応用されます。瞳に光を当てると収縮します。良い香りを嗅いだ時、瞳の収縮速度は遅く、刺激臭や「悪い」臭いを嗅いだ時の縮瞳速度は速くなります。私が関係した研究では、森林浴における効能の評価をした例があり、樹木から蒸散される快適物質(フィトンチッド)の効能を立証しました。コーヒーの快適さも客観化できました。

　例えば、③米の美味しさをランク付けする「食味計」はコメの美味しさに結び付く物質を、物質透過性の高い光である近赤外線を照射し、その反射光を解析することで評価しています。この要素技術を人間に応用し、ヘッドギア風に電極(約20点ほど)を配置し、信号の強弱をマッピングする方法があります(筆者ら、Neuroimage,21,(2004) 99-111 & 1275-1288)。この方法では血流量の多少から右前頭の感情を、左前頭で食経験と美味しいかどうかの照合をする知識野の機能が確かめられました。

　開発はまだ途上でしょうが、未知の領域である脳研究は各方面からのアプローチが大切です。注意深く見守っていきたいものです。

(2020年1月)

91

92 小さな技術を注意深く積み上げると、ヒット商品が見える

　日本テレビ系のバラエティー番組に出演し、大学発の食についてコメントを述べたことがあります。その際、近畿大学では意欲的な取り組みが数多く、有名な近大マグロと並んで多くの食品開発の様子が取材されていました。「食縁と近大、養殖魚に付加価値」と題した記事を目にしました。国外輸出も見据え、科学的分析を中心にして技術全体を精査・統合し、美味しさを最大化した熟成マダイの量産を試みているとの内容が掲載されていました（日経流通新聞　2020/01/10）。

　一般に熟成魚は肉の締まりに問題があるとされます。食縁と近大は「鮮熟真鯛」と名付けた熟成魚を開発し、2019年11月に上市しました。東京と大阪で、近大ベンチャーが運営する養殖魚料理店で取り扱っています。近大教授で開発者の有路氏（食縁社長）は「醤油をつけずに食べると、濃厚な旨味を感じやすく、酢飯によく合う」と述べています。生魚の熟成技術は日本独自の発展を遂げた「文化」であり、江戸前すし店や割烹料理店の秘伝の技術として集大成されたものであるといいます。

　細胞でエネルギーの素とされるATPは分解されるとうまみ成分であるイノシン酸まで変化します。このイノシン酸と生体内に大量に存在するグルタミン酸が魚の味を決める二大要素でありますが、魚が暴れるとATPは消耗し不味くなってしまうことから、①いけすから引き揚げて落ちつかせ、全体を冷やす、②塩を用いることで魚を寝かせて熟成する、③旨味が最大値になったところで瞬間凍結し出荷する、との手順を作り上げました。要素技術（公知の事実が多い）の適用タイミング設定に多くの手間がかかったことは言うまでもありません。有路氏は「熟成は付加価値」と考えていましたが、条件設定にこそ多大なご苦労があったと察します。HACCP についても細やかな気配りで、厳格な基準のクリアをめざしています。「担い手不足に悩む地域水産業の活性化を目指す」とは心強い。要素技術の精査は新しい領域を見つける可能性を秘めています。（2020年2月）

93 「老衰死」の実態は誤飲・誤嚥性肺炎

　日本人の死亡原因を調べると、悪性新生物（ガン）、心臓疾患についで老衰が第3位を占めています。最近の傾向として、直接的な死因である誤飲性や誤嚥性の肺炎を死亡診断書に記載せず、より表現の穏やかな「老衰」と記載することが多いといわれます。68頁では「誤飲・誤嚥に一層の配慮を」と題した文章を、また、55頁には「高齢社会に備える」と題して「嚥下困難者用食品の物理的基準（厚生省、1994年）」について述べ、介護食品の方向性を記し、誤飲・誤嚥に対する配慮を期待した文章を記しました。

　21世紀の超高齢社会に備えて2001年神山（介護食品に関する各種委員等歴任）、鈴木らは「柔らか」、「かたい」など抽象的な表現のみでの介護食品開発を避け、科学的な解析に裏打ちされた食品開発に資する目的で、咀嚼センサーを開発しました（K.Kohyama, M.Nishi and T.Suzuki; J.Food Sci.62(1997)922.）。神山らは多くの食品群にこの装置を応用し、食材の弁別を試みています。

　現在では4クラスのUDF（universal designed food）の区分を設け、区分1（容易に噛める）、区分2（歯茎でつぶせる）、区分3（舌でつぶれる）、そして区分4（噛まなくてよい）に分類し、介護食品が提供されています。

　介護食品特集として近未来までの予測を含むまとまった記事がとりあげられていました（水産タイムス 2020/02/03）。言葉は古いですが、「とろみ食」や「刻み食」に源流（？）を持つ「やわらか」や「なめらか」な副菜の開発が盛んで、区分3や4の中心目標であるように感じます。

　「目で食べる」もよろしいですが、「歯応え」もこれからの課題となりそうです。私事ですが存命時の私の母は、総義歯に加え、脳血管障害のため話すこともままなりませんでした。しかし好物の寿司についての妥協は一切なく嫁（＝家内）いびり（？）を貫き通しました。嗜好は画一的には考えられませんねぇ。（2020年3月）

94 日米コメ戦争 〈味〉

　研究・開発の分野で、予算を頂く係をしていたことがあります。計画や方法論の検討で約3年、試験的研究で約5年、そして新しい成果として積み上げる7年、「逆七五三計画」と名付けました。瑞穂の国日本には神代の時代からコメ研究は必須です。何時の世でもお金を握っている側は強い。曰く「また同じような課題を提案していますねぇ」、「新規性はどこにあるのですか？前にもうかがっていますよねぇ」挙句の果てに、「今まで認めてきた予算はどうなったのでしょうね」と渋面で嘆かれます。真冬の深夜であるにも拘わらず（現在ではともかく、当時は「定時」で冷暖房のスイッチは切られてしまう）、背中には冷汗が…。夜明け方、大蔵省（当時）から戻ると、早速宿題（書類の作り直し！）や想定問答集の作成に取り組んだものです。合間には関係部局との話し合いや指導が山のように入ります。予算課長の「落花の舞（出来の悪い書類は空中に放り投げられる…経験済み）」の悪夢が浮かびます。

　外国産米では、アメリカの試験場の解析で代表的米国産品種カルローズ米があっさり味で粘り気の無い特質を生かし、スープやチャーハンといった味付けの濃い料理との相性が抜群に良いとの記事がありました（日経流通新聞　2020/03/02）。来年のコメの予算担当者の苦戦が予想されます。いわゆるタイ米の評価も高く、コメの世界でも欧米化は進んでおります。

　昨年度、米の食味計による品質評価値を見ると、福島産ミルキークィーン80、米国産カルローズ74、秋田産あきたこまち76、茨城産コシヒカリ76、新潟産コシヒカリ77とあります。食味計値としては僅かではありますが日本産の方が一歩先を行っているように見えます。

　日本中が新型コロナウィルスで一喜一憂しています。比べるのは如何かと思いますが、深刻な安全性の吟味よりは美味しさへの忖度の方には気兼ねが要りません。（2020年4月）

95 魚肉ソーセージが力強い！（フレイル対策２）

　以前、取り上げましたが、フレイルとは「加齢による心身の老い衰えた状態」と定義されます（83頁参照）。身体のケアを食で行うためには魚肉ソーセージ中のたんぱく質が有効であると考えられ、フレイル対策を見据えた製品開発の事例が数多く紹介されました。

　東洋水産ではたんぱく質の摂取量をコンセプトとした魚肉ソーセージを紹介しており、パッケージにも斬新性をアピールしています。栄養は食事で摂りたいという志向の強いユーザー層を今後の展開方向と考えていることがわかります。ごつ盛りシリーズでのボリューム豊かなカップ麺での一品、酒に合うツマミとして手軽に使われる一品などを目指した開発が行われています。

　マルハニチロでは魚本来の美味しさを追及し、四国産真鯛や沖縄産アカジンなど高級食材の導入を試みています。さらにはイワシ丸ごと一匹や高級魚ノドグロにまで材料を拡げて消費ニーズとの兼ね合いを検討しています。

　ニッスイではスケソウダラのすり身に焦点を合わせ、身体に吸収されやすい「速筋たんぱくの蒲鉾」スティックを提案しました。「魚の代わりのソーセージ」も同社の開発品でマイワシ一匹分を摂取できます。アジや銚子産サバを練りこんだ一品も含め全商品の内装フィルムに開けやすい「ラクあけ」機能を採用、消費ニーズにも細かな配慮が見られます（以上水産タイムズ 2020/04/13）。

　ここ暫くは、新型コロナウイルスとの攻防が続きそうです。夏の楽しみであるウナギが今年は半値以下になりそうだとか（日本経済新聞 2020/04/07）。心身のフレイル対策に美味しくご馳走になり、頑張りましょう！
（2020年5月）

96 食産業ロボット、パート2

　食産業の分野でもロボットの進出は目覚ましいものがあります。もちろん製造分野では数多くのロボットが誕生し、職人技術は極限まで模倣されています。食べ物の嗜好についても「ビッグ・データ」と呼ばれるデータの集積と解析が行われています。「売れ筋商品」は次々とその特質・性状が明らかにされました。「デジタル ✕ マーケティング特集」として、NEC、富士通、パナソニックなどが「お家芸」を持ち込み、新技術の実験場の様相を呈しています。いささか不適切なことですが、スペイン内乱におけるナチスドイツの新鋭武器の試験を思い出しました。なぜかこの時代に描かれたピカソの作品「ゲルニカ」まで連想が及びます。

　商品を売って儲けるのではなく、来店客の商品への関心度合いを出店企業に提供することで稼ぐという。このb8ta*（ベータ）のビジネスモデルは新世代を予測させます。

　最近、目についたニュースがあります。「プロントのバー、酒は客が手作り」と題した一文があります。プロントコーポレーションが渋谷にオープンした新しいバー「1000ベロ」（1000円で具体的には数品のツマミ、数杯のドリンクを飲もうという提案）では、べろべろに酔えるとまでは言えないかも知れませんが、ビジネスモデルとしては大盛況であるといいます。

　新型コロナウイルスに攻めこまれっ放しの2020年前半でありましたが、ここでひと息、気分を落ち着けて次の作戦を練り、勝利の方程式を見つけましょう（日経クロストレンドから再構成：太田憲一）。（2020年6月）

*b8ta:最新のガジェットやD2C製品などを中心に提供する小売店業態のストアです。2015年アメリカ・サンフランシスコ郊外でオープン後、世界規模で展開中。2020年8月に日本へ上陸する予定。

97　ピンチはチャンス　安

　「NHK　明日へ」の番組で、被災者と向き合い感染症(ノロウィルス)除去に取り組んだ職員の記録が放映されていました。吐しゃ物をコントロールして安全を守る中越防災安全推進機構の職員は、住民の意見をよく聞き、今でいう三密除外の精神は尊重しつつ、被災者とのコミュニケーションをより深く考えた取り組みを心掛けていました。

　「離れていても集まれ」と題する日経MJの一連の報道に興味を持ちました。新時代への模索も含んだ内容で、五輪に向けてヒートアップしていた消費(&インバウンド)が90%以上の落ち込みを見せているといいます。そんな中で日本人の特質(?)もあり外出自粛が自主的に守られ、新時代への模索がなされていることは印象的でした。

　今の状況下、消費者から支持された商品、支持を得にくかった商品の傾向は、コロナ後の新しい生活スタイルを見据えたビジネス展開にも大きく関わっています。多くの消費が消えてもなお支持された商品には、離れていても同じ時間を共有できる商品やサービスが目立ちます。即ち、「テレワーク」ならぬ「テレ消費」に関わる商品が人気を集め、東の横綱にはオンラインのツールが選ばれました。テレワークに加え、オンライン飲み会なども含むZoomなどビデオ会議システムに人気が集まりました(古典的飲み会派の私にとっては賛成しかねますが…)。西の横綱には任天堂ゲームソフト「あつまれ動物の森(ニンテンドースィッチ)」が選ばれました。家から出られない層を魅了しています(含:わが孫たち全員)。ゲームソフトヒットの鍵は「越境」とありましたが、コロナ禍で家に縛り付けられていれば、さもありなんと同情します。

　「生活の仕方を根幹から変える」ことが要求される現在、いろいろな方向へ思いを巡らし、チャンスをものにしましょう！（2020年7月）

98 新型コロナ禍時代、今こそアイデアで勝負か

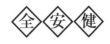

荏胡麻（えごま）や亜麻仁油（あまにゆ）など健康機能を中心とする「サプリメント的オイル」が15年度の報道以降食用油の新展開目標となりました。2019年には家庭用規模の商品で200億円を超え、今春のコロナ禍による自粛ムードもなんのその好調を維持しています。

脂肪の効能としては理解を得られにくかったω（オメガ）－3等のメカニズムは、最近は良く知られており、かつて市場を席巻したトクホオイル以上のインパクトとなっています。コロナ時代で変化しつつある「内食需要」が堅実な市場を形成している現在では、新しい生活スタイルの一翼を担うに至っています。

新しい領域の研究をする際の予算要求では、目立った研究成果は当然少ないのが常でしたが、何人かで興味のある領域についての自分たちの考え方を成書にして説明していました（今でも大筋は同じだと思います）。そのような目的で『老化抑制と食品―抗酸化、脳機能、咀嚼』と題する成書（アイピーシー、B5判、457頁）を2005年に42人の研究者の協力を得てまとめたことがあります。サプリメント的オイルはまだ萌芽期の研究レベルであったように記憶します。切れ味鋭い研究の様相が面白い。新しい「仕事」を立ち上げる際には今に至るも避けては通れない道と心得て、記事を拝見いたしました。

最近のニュースで、日清オイリオグループ、昭和産業そしてJ－オイルミルズの現況が取り上げられ、昨年度までは特に備蓄や買いだめ分野での対応が取り上げられています。新型コロナ禍以降にあっては、自宅で料理を楽しむ「おうちごはん」を意識した提案が多くみられました。

突然の、そして圧倒的な理不尽さでのしかかってきたコロナ禍による新しい生活様式の強制ではありますが、ブレークスルー的なアイデアを期待されているのかも知れません（日経流通新聞 2010/07/06）。

（2020年8月）

ウミウシ

99 新型コロナ禍時代の食産業 〈全〉

　8月18日全国紙に各国の4〜6月期の実質GDPが掲載されました。ユーロ圏－40.3％、英国－59.8％、米国－32.9％、そして日本は戦後最低の－27.8％といずれも大幅な減でした。ヒト、モノ、カネの流れが今までのように滑らかには動かなくなりました。コロナ禍以降、誰もが今までの在り様を思い、「こんな筈ではなかったのに」と嘆きます。しかし農林水産業の現場では我々の時代の到来を宣言している方々もいます。

　最近の報道で多くの元気な意見が聞こえてきて頼もしく感じます。新型コロナ時代の農業は、少量多品種生産への見直しから始め、食品ロスの軽減化を行うとの提言がありました。産地直送サイト「食べチョク」を運営するビビッドガーデンは、コロナ禍で出荷が落ちた生産者への支援を強化しています。食べチョク内に特設コーナーを開いて、農林水産物を目立たせると同時に、調理についても指導し、さらにネットで販売先を広げるなど食品廃棄物の低減化にも力を入れています。

　当初の野菜や果物（2017年）から、肉や魚を加え（2019年）、コメ（同年）、酒（同年）、レシピ付き食品（2020年）、そして花卉（2020年）に至るまではば広く展開しています。さらに資金調達（約8億円）、テレビコマーシャルなど新型コロナ禍時代は少量多品種が経営の要と、広く手を拡げ商売を楽しんでいるようにさえ思えます。

　秋頃からは生産者が価格を自由に設定できるようにし、ビビッドガーデンが売り上げ成立時に20％を手数料とするよう検討していますが、生産者の取り分は8割と一般相場の3割を凌駕しているそうです。またコロナのお蔭で、生産者が「D2C（ダイレクト・ツー・コンシューマー）」と呼ばれる直接販売サービスを勉強する機会にもなったといいます（日経産業新聞2020/08/06）。（2020年9月）

100 味盲（みもう）について 味

　酵素タンパク質の作用は人体を構成する20種のアミノ酸の並び方によって決まります。研究者がアミノ酸の並び方を調べる際に、フェニルチオカルバミド（PTC）誘導体を作って調べます。実はこの物質は苦味受容体遺伝子（苦味を検知する遺伝子TAS2R38）と反応して苦味を感じさせる物質なのです。苦味を感じるか感じないかは遺伝子の有無によって決まります。苦味受容体遺伝子の欠如しているグループを「味盲」といいます。しかし、この化学物質の苦味を感じない、あるいは感じにくいだけであり、研究上の分類に過ぎません。白人種の約30％、日本人を含む黄色人種の8～15％が味盲であると考えられているので、日常生活には全く影響しないと考えられます。

　ただし、亜鉛欠乏による味覚異常はこの限りではありません。成人男性は一日平均15㎎の亜鉛を必要とし、不足すると「味がしない」とか、「甘いものを苦く感じる」などの味覚障害が出てきます。亜鉛はカキ、牛肉、豚肉、卵、ヒジキ、昆布、ワカメ、納豆、白米など広く含まれています。バランスよく食事を摂っていれば亜鉛不足にはなりません。

　新型コロナウィルスの感染者からは、「味がしない」とか「味覚が異常だ」とかの味覚障害が数多くみられます。まだ正体は分かりませんが、苦味を発現するメカニズムの変調には重要なヒントが隠されているかもしれません。要注意ですね。（2020年10月）

クマノミ

食産業学とは何か？ ─食の四要素─

Ⅰ．食べることの社会学　-適価-

安価ではなく、win-win の関係を保つための適価で
売買することを目指す。

Ⅱ．おいしい食　-美味しさ-

食べ物の良し悪しが最も判りやすい「美味しさ」を知る。

Ⅲ．食と健康

食育の主目的でもある「健康への寄与」を知る。

Ⅳ．食の安全と安心

食べ物の安全性（数値化）を知り、
安心（精神的）を売ること。

実際には、Ⅰに厚く、Ⅱ、Ⅲ、Ⅳは成書に詳細を任せる。

Ⅰ. 食べることの社会学 —適価—

【傲慢な日本人】

「毎日誰もが三食も食事を摂る」ことが慣習となっていることから、食については誰もが知っていると誤解している。この食に対する「傲慢さ」こそが、今日、日本の身勝手な食事情につながっている。本来、食べることは人間の最も大切であり、根源ともなるべきことであるが、日本ほど当たり前から外れているところはない。いくつかの例を挙げながらこれを説明する。

主要先進国の食糧需要（2017年）			
国　名	人口（万人）	自給率（%）	需　給（万人）
アメリカ合衆国	32,510	131	+10,080
カナダ	3,670	255	+5,690
オーストラリア	2,460	233	+3,270
フランス	6,480	130	+1,940
			供給　20,980万人
ドイツ	8,270	95	-41
イギリス	6,670	68	-2,130
イタリア	6,070	59	-2,489
スイス	850	52	-408
韓国	5,110	38	-3,168
日本	12,750	38	-7,905
			不足　16,141万人

　表には2017年における世界主要国の食料自給率（消費エネルギーベース）と各国の人口から算出した食料の過不足を人数で示した。もちろん非常に大まかな計算法ではあるが、趨勢を表すために敢えて用いている。

その結果、例えばアメリカ合衆国の自給率は131%であり、人口が3億2500万人であることから余剰食料は1億80万人分と計算出来る。同様に、オーストラリアは自給率233%と驚異的ではあるが人口が少ないために余剰食料は3270万人分提供できると考えた。主要な食料輸出国のこのように算出した余剰食料は2億980万人分となる。これに対して、いわゆる先進国(食料を購うことが出来る国)の不足食料は1億6141万人分となる。即ち、「金持ちの国」だけで余剰の食料は買い占められる。注目すべきは日本であり、自給率38%からすれば、7905万人分、実に余剰食料の約38%を日本一国で買い付けていることになる。さらに問題となるのは、最近経済的に元気なBRICS諸国(ブラジル、ロシア、インド、中国、南ア)が表には入っていない。2010年に遂に日本を抜き、世界第2位の国内総生産額を誇る中国の食に関する「貪欲さ」を目の辺りにするたびに、暗澹たる気分になる。中国は自給率を公表していないが、かなり低下しているのではと懸念する。人口が群を抜いて多いだけに自給率を上げるのは喫緊の課題であろう。注目すべきは2017年のインドであり、自給率は170%といわれ、食料的には安泰といえる。

昭和40年度以降の日本における食糧自給率の推移

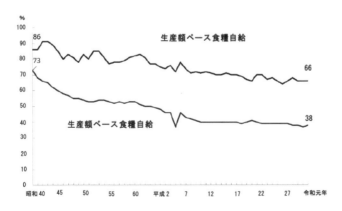

【農林水産業と食品産業】－こんな農業で頑張れるのか？－

　政治家が、学者が、農林水産漁業従事者が認識し、解決を模索していても、何故自給率は上がらないのであろうか。

　米国に次いで第2位であった我が国の国内総生産額（GDP:gross domestic production）は、2011年中国に抜かれ、2018年の統計によると547兆円と第3位になった。農林水産業のGDPは約7兆円であり国内総生産額の1.2％を前後しているに過ぎない。「食は国の根幹をなす」と粋がってみても、後継者を引き受けて苦労する気には到底なれまい。一戸あたりの所得が少なく、経営を維持するのは至難の業である。2011年に起きた未曾有の東日本大震災、さらに2020年に世界的規模で発症している新型コロナウイルスの蔓延により、日本そして世界の経済的情勢は大きく変化した。過去に農業法人化など様々な施策が講じられてきたが、決定打はまだない。農林水産業の将来はないのであろうか。食品産業の実態を加味して考えて欲しい。食品産業は、経済産業省によれば、七つの製造業種中、第1位の電機産業、第2位の自動車産業に次いで第3位で、約117兆円の生産を誇る。もっとも、その96％は中小企業であり、大部分を3人以下の零細企業が支える。利益の半分は約4％を占める大企業が運んでいく。食への関わり合いを生産から加工・流通・外食を経て消費者に至ることを考えれば、食品関連の流通産業33兆円、外食産業29兆円を加えると、食品産業の国内総生産額は約100兆円に達する。残念ながら、日本の食料自給率は約38％前後を推移しているに過ぎない。2020年現在、日本の穀物自給率は食糧統計のある約175か国中124位前後を推移している。もちろん主要先進国中でも際立って低い自給率であり、穀物自給率で言えば先進国29か国中26番目となり、「傲慢さ」が目立つ。この不足する食料を輸入する経費は約10兆円であるが、日本を一つの土地とする

と、諸外国から大量の窒素が入ってくることになり、狭い国土全体では異常な窒素過剰となる。循環型農業を標榜する人たちにとってはもっとも頭の痛い数字ともなっている。

農業・食料関連産業の国内総生産額

単位:兆円

区分 (単位:兆円)	2007 年	2012 年	2015 年	2018 年
農業・食料関連産業	105.3	105.3	113.1	117.3
食品製造業	35.9	34.8	37.3	38.1
関連流通業	27.0	29.1	31.1	32.5
外食産業	26.1	25.6	28.0	29.2
資材供給産業	2.0	2.1	2.4	2.0
関連投資	2.6	2.1	2.1	2.9

＊東日本大震災の前後および最近のデータを掲載

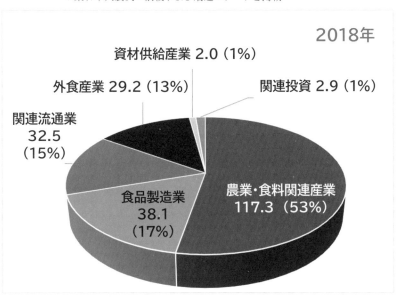

2018年

資材供給産業 2.0 (1%)

外食産業 29.2 (13%)

関連投資 2.9 (1%)

関連流通業 32.5 (15%)

食品製造業 38.1 (17%)

農業・食料関連産業 117.3 (53%)

年度別農林水産輸出入概況

兆円

区　分＼年　度		2008	2010	2012	2014	2016	2018
輸 出 (FOB)	総額(A)	81.018	67.400	63.745	73.093	70.036	81.479
	農林水産物計(B)	0.508	0.492	0.450	0.612	0.750	0.907
	農産物	0.288	0.286	0.268	0.357	0.459	0.566
	林産物	0.012	0.011	0.012	0.021	0.027	0.038
	水産物	0.208	0.195	0.170	0.234	0.264	0.303
	B／A（%）	0.6	0.7	0.7	0.8	1.1	1.1
輸 入 (CIF)	総額(C)	78.955	60.765	70.689	85.909	66.042	82.703
	農林水産物計(D)	8.710	7.120	7.918	9.241	8.548	9.669
	農産物	5.980	4.830	5.442	6.322	5.823	6.622
	林産物	1.160	0.920	0.971	1.261	1.123	1.256
	水産物	1.570	1.370	1.505	1.657	1.598	1.791
	D／C（%）	11.0	11.7	11.2	10.8	12.9	11.7
貿易収支(A-C)		2.063	6.635	▲6.941	▲12.816	3.994	▲1.225
うち、農林水産物(B-D)		▲8.200	▲6.627	▲7.468	▲6.629	▲7.798	▲9.762

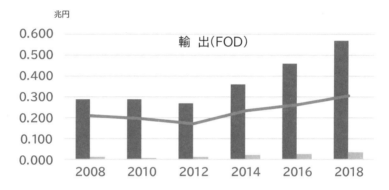

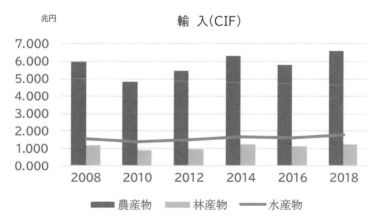

震災前までの食品業界の定説

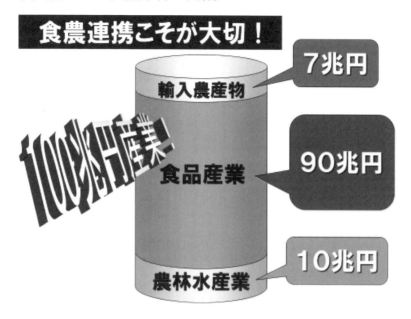

食農連携こそが大切！

100兆円産業

輸入農産物	7兆円
食品産業	90兆円
農林水産業	10兆円

【宮城県の農林水産業と食品産業】

　では、宮城県の食産業の実態を考えてみよう。国勢図会によれば、宮城県の農林業は全国第19位の約1900億円である。一方、水産業は遠洋漁業などを中心に全国第4位の約800億円に達する。但し、水産業の近未来とされる養殖漁業ではまだ「伸びしろ」を持っている。この金額からすれば、宮城県は全国屈指の水産県であることがわかる。水産加工業も東北は静岡県焼津や千葉県銚子に並んで全国でも有数のものがある。

　前述したとおり、日本全体からすると農林水産業の約9倍が食品産業であることから、宮城県の食品産業は2700億円の原材料（農林水産業の合計）に対して9倍の2兆4300億円で「なければならない」。しかるに実際の

宮 城 県 で は ？

（平成30年度統計より）

■ 農林業…全国１９位　１９００億円
■ 水産業…全国　４位　　８００億円
■ 農林水産業　　合計　２７００億円

宮城県は水産県である！

食品産業は2兆4300億円あるはず
（食品産業=農林水産業×９）

実際は
　食品産業・・・全国17位　6600億円
まだ儲けが足りない！➡
　　　　　　　1兆7700億円の損

宮城県の食産業は全国第17位の6600億円しかない。約2兆円近くは他の都道府県に「儲けられている」ことになる。北海道食品産業センターの研究部長が、同様に北海道の現状を憂いて、「北海道が苦労して獲ったスケソウダラで儲けているのは、明太子を作っている福岡県」との話をしていたが、宮城の農林水産物も同様のお人好しをしていないか、見守る必要がある。加工・流通・外食の各部門を見直し、宮城の食産業を搾取（？）のない正常な形にし、農林漁業に携わる担い手を遇したい。

結論:安価で売るのではなく適価で買って頂こう！

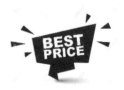

仙台・宮城観光 PR キャラクター　むすび丸　承認番号 02118 号

【食育】

食 育 基 本 法

- ■ 新・食生活指針 （２０００年３月２４日）
- ■ 食 育 基 本 法 （２００５年６月１１日）
- ■ 食 育 推 進 計 画
  都道府県、市町村ごとに策定し、実施する

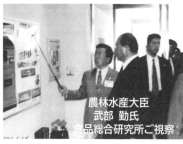

農林水産大臣
武部 勤氏
食品総合研究所ご視察

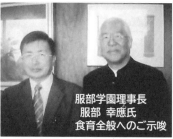

服部学園理事長
服部 幸應氏
食育全般へのご示唆

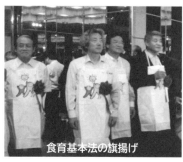

食育基本法の旗揚げ

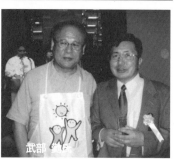

武部 勤氏

　日本の食育は日本型食生活を基本に置く農林水産省版と一日に30品目以上を食べること(食育指導)を基本とする厚生労働省版の二つがあった。フードピラミッドで有名なアメリカの食生活指針は、肥満による心臓疾患など生活習慣病の蔓延の対策として、世界各国の食事を調査したマクガバン上院議員の主催する委員会報として1975年にまとめた1万数千頁

(資料を含む)に及ぶもので、世界各国のPFC ratio(タンパク質:脂質:炭水化物比率)中では、日本食の諸元が理想的であるとされた。その後、食の欧米化により、理想的であったはずの日本食の良さは崩れて脂質の摂取過剰が指摘されてきた。最初に日本型食生活の良さを強調した農林水産省版の食生活指針が流布され、一年後に「一日30品目以上の食材を摂りましょう」とのキャッチフレーズで有名な厚生省(当時)版の食生活指針が提示された。その後、1990年に両省とも見直すが、農林水産物の消費拡大を省是とする農林水産省と、国民健康の維持・増進を省是とする厚生省との話合いはなされなかった。

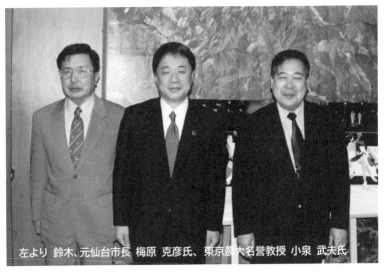

左より 鈴木、元仙台市長 梅原 克彦氏、東京農大名誉教授 小泉 武夫氏

　2000年3月24日、小渕内閣の最後の閣議で文部科学省も含めた三省合同で提案されて新・食生活指針が閣議決定された。しかしながら、当時の野党であった民主党の反対もあり、食育基本法としての制定は2005年になってのことであった。同時に都道府県、市町村ごとに地域の食文化等も重視した食育を進めるべきとして、食育推進計画が策定されることになる。

実際には国の基本計画を柱として、都道府県の食育基本計画が策定され、それを柱として各市町村の食育基本計画が策定されている。筆者は、食生活指針策定時に、農林水産省と厚生労働省の両委員会で委員を務め、その統一をお手伝いした。また、その後に宮城大学に職を得て、政令指定

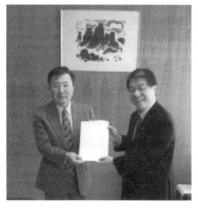

都市である仙台市の食育推進計画策定にあたった。「早寝、早起き、朝ご飯」の標語をいずれの自治体も掲げていたが、仙台市では諸般のデータを示しながらマクガバン報告の真髄である日本型食生活の良さを強調するため、「和食の良さを見直そう」との標語も入れた食育推進計画とした。そもそも食育の理念はマクガバン報告の和食の良さを見直すことから始まっている。

　「食育」の単語は明治時代に刊行された2冊の本に由来するとされている。①『食物養生法(石塚左玄、1898年)』:ここには「食能く人を健にし弱にし、食能く人を聖にし暴にし、食能く人を雅にし俗にするのみならず、食能く人の心を軟化して質素静粛に勤勉し、食能く人の心を硬化して華美喧噪に断行するに至る」とし、食が人に及ぼす影響の大きさを述べている。加えて、「躰育、智育、才育は即ち食育なりと観念せざるや」とし、体育、知育、徳育に優先すべきは食育であるとしている。②さらに、『食道楽(村井弦齋、1903年)』:ここには「智育と体育と徳育の三つは蛋白質と脂肪と澱粉のように程や加減を測って配合しなければならん。しかし、先ず智育よりも体育よりも『食育』が大切ではないか」と指摘している。その後暫くの間は「食育」という単語は使われなかったようだ。

【飢餓時代の食育】

次に「食育」が現れるのはマクガバン報告によるフードピラミッドを宣伝ツールとしたアメリカの食生活指針（1975年以降）ではなく、日本版食生活指針の中に現れている。昭和20年（1945年）8月の第二次大戦敗戦の前日に静岡県で食生活指針がまとめられた。これは『復刻昭和20年8月食生活指針』として刊行されている。静岡県が戦争で不足してきた物資、特に食料確保を目的に制定したもので、少ないコメを雑炊やおかゆにして増量する方法や、雑穀類をどの程度までなら混入することが出来るかなど食料をどのように持たせるかが課題となっていた。時の静岡県知事は、東京帝国大学・法学部出身の官僚（特別高等警察：特高）出身であり、国策の先行実施が目的と考えられる。いわば飢餓時代の食育であり、少ないカロリーを全国民に如何に均等（目的別均等：兵士には多く、高齢者には少なくするなど）に分け与えるかを検討している。蛋白質、脂質、そして脂肪の三大栄養素、ビタミン、ミネラル類など「古典的栄養学」で議論するような食育であった。ミネラルでは食塩の消費についても検討している。

復刻
昭和二十年八月
食生活指針
敗戦を生き抜いた知恵

解説著者　昭和二十年八月　静岡県作成
今村純子・豊川裕之・田村真八郎・福場博保・松下幸子

【飽食時代の食育】　「こ食」を反省せよ！

食育（食べ方）

① 個食：家族と一緒でも、献立はそれぞれ
② 孤食：時間帯が違って、一人で食べる
③ 粉食：パン食中心（血糖値の問題がある）
④ 固食：同じものばかり食べる（バッカリ食）
⑤ 小食：安易なダイエット
⑥ 濃食：「濃処の味は常に短く、淡中の趣は独り真なり」

「誰もが毎日摂っている」ことからくる傲慢は避けよう。

　マクガバン報告を自戒の端緒とした筈の飽食時代の戒め、即ち生活習慣病の蔓延への対策は、PFC ratio（タンパク質：脂質：炭水化物比率）の理想とされた日本の食生活にも波及してくる。米国メジャーの策略ともされる「ご飯食は頭を悪くする、パン食こそが理想」そしてパン食に伴う食の欧米化による脂質量の増加、不足気味であった蛋白質の過剰供給などにより、日本においても生活習慣病は問題視されるに至った。厚生省の死亡統計を見ても、日本人の死因は、脳血管障害、胃癌を中心とする悪性腫瘍が上位であったが、食の欧米化により、各種の悪性腫瘍、心臓疾患が上位を占め、脳血管障害、肺炎と続く。我が国においても欧米型食生活を是正する食育は喫緊のものとなってきた。このような背景の下に新・食生活指針が決せられ、食育基本法の下に食育基本計画、食育推進計画の策定がなされてきた。

　この飽食時代の食育を、「こ食」をキーワード毎にまとめてみると、

Point!

①個食：

　家族としては一緒でも、好みが異なり、献立はそれぞれであることを指す。家族としての統一性がなく、食文化の伝承も出来ないことになる。

②孤食：

　家族の食事時間帯が異なり、一人で食事をすることになる。それぞれに生活リズムの異なっている現代社会では「仕方ないこと」と捉える向きもある。しかしながら、家族としての話し合い、特に会話の大切な世代へのケアが出来ないことになる。最大の楽しみであり、成長の糧ともなる若年層の食を考え直し、週の何日か（特定可）を孤食解決にあてたい。

③粉食：

　パン食、麺類など粉を原料としての主食は、一般的に消化性が良い。従って食後の血糖値上昇は急速であり、血糖値の低下（空腹の感受）も早くなる。これを避けるためには高脂肪食、高蛋白食が妥当であり、欧米型食生活となることを原因とする生活習慣病となりやすい。従って、日本型食生活の基本であるご飯、すなわち粒食を心がけるべきである。粒食の消化は時間を要するため、空腹になりにくく、また満腹感を得られるため高脂肪食、高蛋白食とはなりにくい。もちろん、蛋白質は特に成長期にあっては大切な栄養成分であるが、日本型食生活の基本である豆腐や納豆など大豆食品による補給で十分であり、余分な脂質を摂取しなくてもすむ。

④固食：

　頑固の固の字を当てる固食は、好きなものばかり食べ続ける「ばっかり食」と定義付けられる。マヨラーと称する、時によってはマイ・マヨネーズ（？）を携行して食事の際に何にでもかけてみる食癖を持つものである。唐辛子を極端に好んだりするだけでなく、好き嫌いの多い食

事形態も固食に入るかも知れない。

⑤小食：

　安易なダイエットを指す。21世紀の国民病は、我が国最大の摂取不足栄養素であるカルシウムと相まって骨粗鬆症が問題とされる。カルシウムの代謝量は約600mg／日とされ、約300mgを体内で代謝し、300mgを体外に排出するとされる。即ち300mg／日を食事から摂取する必要がある。しかるに、「骨ごと食べられる小魚を食べれば良い」などの迷信が未だに大手を振っている。骨など単体のカルシウムでは、鉄分同様に吸収されない。もし単体の鉄分が吸収されるのであれば、鉄粉を食事で摂れば貧血は消滅することになる。特に女性にあっては閉経後直ちにカルシウムの体外排出が開始され、骨粗鬆症を惹起するが、若いときの栄養状況に大きく左右され、十分な骨密度のないことが原因であることは容易に理解出来る。男性ではストレス緩和因子としてカルシウムは必須であり、国民全体で不足気味であることを考えれば、小食は避けたい。

⑥濃食：

　「濃処の味は常に短く、淡中の趣は独り真なり」との言葉が意味するように、味付けは淡い方が良く、濃い味付けは避けるべきである。外食産業ではリピーターを確保するために、印象的な味付けを心がける。他店とは異なり、その店独特の印象を形作るために濃厚な味付けになってしまう。ところが、いったんそのような印象づけをすると連鎖的に濃厚な味付けが必要となってしまう。脂肪摂取には習慣性があり、いったん脂肪の美味しさ（こく？）を知るとリピーターになり、さらに強い脂肪の刺激を要求する。家庭の味、日本食の微妙な味付けの良さは、味蕾を開かせるだけではなく、健康に留意することからも必要である。

【傲慢時代の食】

「こ食」での食育からも理解出来るように、我々の食に関する知識は極めて
いい加減であり、独善的でもある。この原因を考えてみると、我々人類誰も
が一日三食食べていることにありそうだ。「誰もが三食食べている、だから
誰もが食についてはわかっている。食については分かり切ったことばかり
である」という「傲慢さ」が支配している。食育の究極は、この傲慢さを減ず
ることにあるかも知れない。

余談ですが・・・。

紙面余白の小さなカットにお気づきでしょうか。筆者はここ10年来、
スキューバーダイビングを趣味としております。海中修行もなかなか
いいものです。
新型コロナ感染拡大の影響で、現在は潜ることもできません。今まで
出会った海の生き物たちを思い出しつつ編集作業を行いました。
私にとっては一服の清涼剤です。

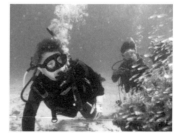

【食の大切さ ─ブリア・サヴァランと道元禅師─ 】

食に関する統計や食育の重要性を述べてきたが、食の大切さを別の観点から述べよう。フランスの法律家で生理学者でもあるブリア・サヴァランは、グルメ(gourmet)の元祖としても知られる。著書『美味礼賛』のアフォリズム(金言集)の中で、「国民の盛衰はその食べ方のいかんによる」と記し、さらに「禽獣は喰らい、人間は食べる。教養ある人にして初めて食べ方を知る」とある。

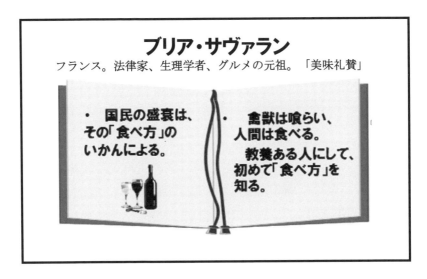

　国民が元気になるか否か、国が栄えるか否かは、何をどれくらい、そしてどのように食べるかで決するとしている。その例として、禽獣すなわち家畜(家禽)や獣はガツガツと下品に喰らい、食の詳細を知ろうとはしない。食の楽しみを知る人間は吟味して食べている。そして食の深奥を知った人こそが「食べ方」を知るとしている。すなわち食べ方を知る人材こそが国を栄えさせる人「財」となるのかも知れない。

因みに、中国では真の役立つ人材を人財としている。私なりに、時折役立つ人材を人剤、居るだけの人を人在、他人の邪魔ばかりしている人を人罪としている。自分がどの位置にあるか、客観性を大切にし、評価されたい。

日 本 で は …

- ■ ブリア・サヴァラン 　　　　　　　　1825年
- ■ 道 元 禅 師　典座教訓　1237年
　　　　　　　　　　　赴粥飯法　1246年

「 法と食とは同一。 食事作法＝仏行 」

　ブリア・サヴァランの著書『美味礼賛』は1825年に著されているが、食に関する日本の著書を調べてみると、古くは道元禅師にたどり着く。彼の著書、『典座教訓（てんぞきょうくん）』は『美味礼賛』の約600年も前の1237年に著されている。食事の際の礼法に関して述べている。もう一つの『赴粥飯法（ふしゅくはんぽう）』は1246年に著された、いわばメニュー本である。道元禅師はこれらの著書で、法すなわち仏の道である仏法と、食とは表裏一体のもの（一如）であるとしている。食事作法のすべてが仏行（仏に対する修行）であると説いている。洋の東西を問わず、食の大切さは認められてきているが、我が国の先達が、食の繁栄を築いたフランスに先駆けること600年も前に、食の大切さを指摘したことは注目に値する。

【食の大切さ －人間は一生の間にどれ程食べるか？－】

あなたは大食？　～人間が一生の間に食べる量～

<食素材として>			<要素として>	
米	6,000Kg	ご飯11万杯	蛋白質	2,400Kg
小麦	2,600Kg	食パン7千斤	脂肪	1,700Kg
砂糖	300Kg		炭水化物	8,700Kg
油脂	540Kg		水	60,000Kg
豆類	2,100Kg		酸素	18,000Kg
魚介類	3,000Kg		微量栄養素	
肉類	2,200Kg	牛6頭	Ca	15Kg
卵	1,300Kg	3万7千個	Fe	300Kg
牛乳	3,400Kg	1万7千本	VA	20g
野菜類	7,500Kg		VB1	40g
果物類	3,800Kg		VC	3Kg
海藻類	177Kg			

何と70○！！！

女子栄養大・五明紀春（講談社＋α 文庫）

　我々日本人は一生の間にどれくらいの食料を必要するのであろうか。日本の食料供給量から推測出来る。例えば、主食であるコメはご飯11万杯に相当する6トンを一人で消費する。同じように主食となる小麦は食パン換算で7千斤分の2．6トンで、食糧（糧は穀類を指し、料は食料全体を指す）全体では8．6トンを消費する。野菜類と果物類で約11トンなどがある。これを栄養素換算で表すと、蛋白質2．4トン、脂質1．7トン、そして炭水化物8．7トンが三大栄養素で、その合計は約13トンに達する。これら食材には大量

の水分が含まれるが、その総量は約60トンにもなる。従って、我々日本人一人が一生に消費する食材は実に70トンにも達する。いい加減な食事をしていたのでは身体にとって良い訳がない。素材一つ一つを吟味して選ぶ心懸けを持つべきであろう。「食べ方」の基本となる数字の一つである。

　食に関して、それでも大切さを実感出来ない向きには次の数字をあげ、「あなたは食の不完全さで死にます」という事実を説明しよう。

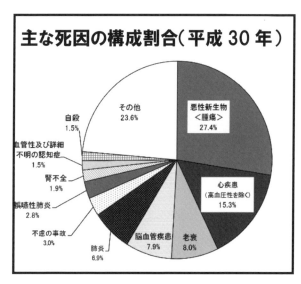

出典：厚生労働省「平成30年(2018)人口動態統計
月報年計（概数）の概況」

我が国の三大死因は、癌など悪性腫瘍、心筋梗塞など各種の心臓疾患、そして脳溢血などの脳血管障害である。これらに21世紀の国民病とされる糖尿病や肝硬変などを加えたいわゆる生活習慣病で約54.0％の人が亡くなっている。次いで、肺炎、気管支炎、インフルエンザ、エイズ、サーズなど各種菌による感染症が約23.6％、事故・自殺などの不慮死が約4.3％となっている。2020年に世界的規模で発症した新型コロナによる死亡も統計に入ってくればどれほどの影響を示すのであろうか。

　109頁の【食育】でも述べたが、食生活指針は、2000年3月に、文部省、厚生省（当時）及び農林水産省が連携して策定した。策定から16年が経

過し、その間に食育基本法の制定、「健康日本21（第二次）」の開始、食育基本法に基づく第三次食育推進基本計画などが作成された。食生活に関するこれらの幅広い分野での動きを踏まえて、2016年6月に食生活指針は改定されている。

　食生活指針が策定された当時、厚生省（当時）は生活習慣病を予防する12か条を提案している。この中を見ると、①身体を清潔にしましょう、②適度の運動をしましょう、そして、③喫煙は避けましょう（検討当初は、「喫煙はほどほどに」だった）の三つ以外はすべて食に関する注意であった。曰く、黄緑色の野菜を摂取しましょう、熱いものは避けましょう…。すなわち、我が国最大の死因である生活習慣病を予防するには、「食べ方」を知る人材の養成こそが大切となる。

　2016年6月決定の食生活指針の改正案は以下のとおりである。
① 食事を楽しみましょう
② 1日の食事のリズムから、健やかな生活リズムを。
③ 適度な運動とバランスの良い食事で、適正体重の維持を。
④ 主食、主菜、副菜の基本に、食事のバランスを。
⑤ ごはんなどの穀類をしっかりと。
⑥ 野菜・果物、牛乳・乳製品、豆類、魚などもくみあわせて。
⑦ 食塩は控えめに、脂肪は質と量を考えて。
⑧ 日本の食文化や地域の食物を生かし、郷土の味の伝承を。
⑨ 食料資源を大切に、無駄や廃棄の少ない食生活を。
⑩ 「食」に関する理解を深め、食生活を見直してみましょう。

　文部省決定、厚生省決定、農林水産省決定（平成28年6月一部改定）

Ⅱ. おいしい食

　農林水産漁業者や食品加工業者そして一般の消費者にとって、美味しさを含む「品質」が、価格（利益）を決める最も大切な要素である。食べ物の品質とは、美味しさ、安全・安心、そして健康との関わり合いと考えるが、測定器材を用いて評価する安全・安心、各種生化学的手法を用いて評価する健康との関わり合いは、実際の取引現場ではお互いに見かける事すらなく、関心は薄くなる。これに対して美味しさについては、関係者のそれぞれが自信のある「ベロメーター（舌のことです！）」を駆使した評価が可能なだけに現場は喧（かまびす）しい。凡そ商売とは良い品質の製品を、できるだけ安価に購入することがまず第一であるだけに「ベロ測定装置」を身に備えている美味しさの評価については、喧々諤々、品定めの場はあつくなる。

　美味しさは五感全てで判定する。視覚では商品の色彩により判定するし、嗅覚では「鰻は匂いで食べさせる」ともいわれるようにはるか遠方から食品全体を言い当てることができる。嗅覚は優秀な警察犬などはウナギは食べないだろうが100分子ほどの物質（0の後ろに0が20数個位分の1程度）でかぎつける。食べ物の現場では先行して弁別できるような動物をしのぐ嗅覚の鋭さをもった「鼻の利く」関係者もおられるかも知れない。聴覚、味覚、触覚のそれぞれにも弁別の役割は分担されている。

　この中でよく検討されてきた味覚は味覚のセンサー単位である味蕾についての解剖学的解析も行われており、研究は進んでいる。

　この原点は、フローレンス・ナイチンゲール（英）の活躍したクリミア戦争（1853～1856年）の戦傷兵の看護にまで遡る。彼女らは戦傷兵を調査し、味覚障害を調査する過程で甘味、苦味、酸味そして塩味の四原味の存在を確定した。その後、1907年、我が国の池田菊苗博士らが昆布の旨味（うまみ）物質を解明する中で「グルタミン酸ナトリウム」を発見した。しかし当初

旨味は他の四原味により調合することが可能とされ、五つ目の原味と認められたのは実に50年後の1950年代であった。

五つの原味と二つの辛味

味	代表的物質	シグナル
甘味	糖	エネルギー　（快適性）
旨味	グルタミン酸ソーダ	タンパク質　（食慾）
塩味	食塩	ミネラル　（体調調節）
酸味	酢酸	腐敗物
苦味	キニーネ	毒物
辛味	痛覚を刺激	カプサイシン　（刺激的）
辛味	痛覚を刺激	タンニン　（まずいもの）

　最近年になって第六の原味が発見され、報告された。味の素株式会社、フィラデルフィア大学モネル校などの名前が挙がっている。味の素の権利獲得が50年間かかったのと同様(？)、今しばらくは論争を楽しみたい。ただ最近の科学技術の進歩は著しく、生体内の酸化還元調整物質であるグルタチオン、新規のコク味トリペプチド物質 glu-val-gly(味の素の特許)が生体内のカルシウム受容体と結合することで、コク味発現を担っているとされた。

　京都大学の伏木亨教授によれば、「例えばコッテリしたラーメンにはコク味と旨味とが共存(？)し、止められなくなる脂味の危険な中毒性があるという。コッテリ脂のラーメンの持つ「ヤミツキ性」にはくれぐれも注意していただきたい。ラーメン二郎周辺には魂の抜けがらのような輩が群れ集まっている(たぶん)」。

　一部の料理人の方々はコク味のメカニズムを我らこそが解明してやろうと、意気軒高らしい‥。やれやれぇ！負けるな〜〜！

　複雑な味の表現については、オミッションテスト法が応用される。たとえばカニ味の場合、グリシン、アラニン、アルギニンの三つのアミノ酸と旨味のグ

ルタミン酸、イノシン酸、食塩そしてリン酸カリウムが呈味物質として考えられた。

筆者が勤務していた大学の大学祭ではアミノ酸、旨味物質、食塩を加え、カニ味を「味わう」ことができた。魚、貝、ウニなどの味の再現も可能で、本来大変甘いホタテは、甘味アミノ酸、グリシンの比率を上げてそれらしいものができる。コク味については、味の素の論文などから、グルタミン酸、バリン、グリシンから成るアミノ酸混合物が「それらしい」味を呈するらしい。

最新の研究では、以上のアミノ酸群にグルタチオンがコク味の決定要因となり、カルシウム受容体の関与でコク味が発現されるらしい(現在では、先ほどのコク味ペプチドの特許に至っている)。

以上のような化学的味覚に対して、物理的な味覚がある。「歯応え」、「歯触り」、そして「喉越し(のどごし)」といわれるもので、物理力として解析される。

これら物理的味覚の研究は、嚥下(えんげ:飲み込むこと)や咀嚼(そしゃく:噛み砕くこと)と密接に関係しており、高齢社会(WHOの定義に留意すること)を超して、超高齢社会にある日本の食品研究の最重点課題でもあろう。味覚は、化学的、物理的因子によってのみならず、食卓を囲むこと、囲む人、食器などの道具、場所、温度なども含めて心理的な因子によっても大いに影響される。

人間の味蕾細胞が舌のどの部分に分布し、どの様な味に対応しているかは、古くから色々な実験がなされている。次頁の図はアインシュタインとの対比で話題になった味覚と味蕾図であるが、正確にはこの対応は多くのパネリストを使った試験で、間違っているとされた。アインシュタインの長い舌は現在の味覚機能の不確かな解明状態を象徴していて妙であるが味覚検出での最も大切な味蕾分布でも解明にはほど遠い。そして味覚研究の中でこのように基礎になることでさえ、まだまだ解明されなければならない「秘密」があることに奥行きの深さを思い知らされる。

これは嘘です！

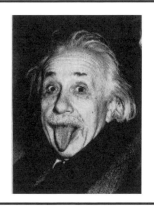
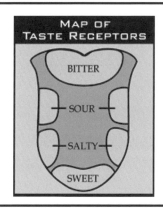

アインシュタインの舌

　舌を出してひょうきんな顔をした1921年のノーベル物理学賞の
アルベルト・アインシュタイン博士（1879〜1955）が、なぜあの舌
出し写真を撮ったのかは正確には知られていない。72歳の頃、写
真嫌いの彼に「笑って下さい」のリクエストがあまりにも多かったの
で、辟易した彼は「やだよー」とでも言いたげなあの写真を撮らせ
たらしい。彼自身はあの写真が大変気に入ったらしく9枚もリプリン
トを頼んでいる。

　うがった見方ももちろん多い。「人類は愚かな生き物だ」と主張
し、日本びいきでもあった彼は核爆弾の投下を嘆いた。「素晴らし
い技術を持っても、人類が愚かでは何の意味もない」とのメッセー
ジを込めて、この間の抜けた写真を撮ったのではないか、との説も
ある。

　証拠や証言のないついでに、「人間の食の根源である味蕾すら
何の解明も出来ていないのではないか」との叱咤激励が込められ
たのではないか、と刻苦勉励致しましょう。

Ⅲ. 食と健康

　機能性食品の概念が確定し、社会に広まったのは1980年頃とされる。我々が通常食べている食物成分には、どのような特性があり、どのように身体の中で働いているか、即ちどのような機能を果たしているのかが系統的に整理検討された。この中で食品は第一次から第三次までの三つの機能に分類された。

【一次機能】

　それまでの定義を踏まえれば、身体を構成し動かす成分、即ち、骨格、脂肪（組織）、筋肉（組織）、血液などのいわば古典的な栄養成分群を第一次機能性成分としている。

【二次機能】

　美味しい食品であることは、食べ物を摂取するための第一歩である。先ず、五味とされる甘味（エネルギー、快適性を司る成分）、旨味（グルタミン酸ナトリウムなどの美味しさを司る成分、キノコなどの成分、有機酸など植物や海産物中の成分）、塩味（浸透圧などによる体調調節成分でもあるが、料理全体の味を決定するための重要な成分でもあり、塩味を示す唯一の天然成分でもある。私見ではあるが、塩分の多寡でのみ健康を論じることには、いささか首を傾げる）。苦味（微妙な味は和食では特別な役回りを果たす）。

　山口らは、昆布の呈味物質のグルタミン酸ナトリウムと、鰹節の呈味物質のイノシン酸の合わせ出汁では約10倍の相乗効果があったという。和食の世界は、まだまだ奥が深そうだ。

　この他に、物理的な噛み応えや歯応えも重要な味として機能している。これら化学的味覚や物理的因子に加え、五感も大いに食欲増進に寄与

する。視覚、嗅覚、聴覚なども美味しさを感じさせ、食を楽しませる。

【第三次機能】

一言でいえば食品の持つ薬効性をさす。

もちろん薬剤のような即効性などは期待していないので、食品の持つ機能の中に含まれる「身土不二」、「薬食同源」、「医食同源」などの微量ではあるが長期にわたって摂取する食べ物の効能を食品の第三次機能成分と考える。

米国における食事の実態を調査した(国民栄養問題アメリカ上院委員会)最終結果の中で、「治療より予防」とする考え方が前面となり、肉食中心の食生活がもたらした欧米の「悪弊」が「食源病」として検討の土台となった。同報告はその後の日本の健康政策にも大いに影響を与えた(具体的には「健康日本21」政策)。この機に多くの健康関連課題が実施されたが、方向性としては①作用する物質を特定し、提示し、効果を実現濃度までも明らかとする、いわば最も難しいタイプの「特定保健用食品(いわゆるトクホ)」、②過去の文献等を引用し、その機序について詳述できる文書を付与する機能性表示食品、③栄養機能成分など作用機序が明らかである食品(ミネラルやビタミンなど)に分類される。

特定保健用食品には、①細胞分化食品:体細胞の分裂を促し、あるいは阻害するなどの効果を有する食品群、②外分泌調節食品:例えば消化酵素の分泌を抑えたり、活性化するような食品群、③内分泌調節食品:例えば生体内でのホルモンの調節などを行うような食品群、④免疫生体防御食品:免疫細胞を増やしたり、活性化することでガンを処理する食品群、⑤循環系調節食品:血圧調整能を有する食品群、⑥神経系調節食品:ストレスや神経を和らげる食品群などが有効成分として提案されている。

Ⅳ. 食の安全と安心

Algorithm(アルゴリズム) と Heuristic(ヒューリスティック)

　計算により解を求める Algorithm(アルゴリズム)に対して、先入観や経験に基づく思考法はギリシャ語で「見つけた」を意味する Heuristic(ヒューリスティック)という。前者は黙々と(?)しらみつぶしに演算を繰り返して解を求める。時間はかかるが必ず正解に到達する。後者は短い時間で答えは出るが間違いも多い。直感的に結論を求める方法として優れている。危険情報や利益情報を重視し、安全情報を無視する。この方法の間違いを制御するに信頼する人(メディア、政治家になど)に従う。

　いくつかのヒューリスティックの場合の実例を挙げる。

実例1　買う寸前のアンケート

① 買うか買わないかを決めるのは価格、品質、評判などの総合的な判断であり、危険という知識は買い物のときには出てこない。

② もし買い物の途中でアンケートを求められたら・・・

> ■アンケートは筆記試験と同様に考える。
>
> ■具体的には世の中には添加物や農薬が怖いという情報があふれている。
>
> ■従って、もし自分が「怖くない」と答えたら、「教養がない」と言われるのではないか?との懸念をもつ。
>
> ■馬鹿にされないために、「怖い」と答えて、「知識」を持っていることをしたり顔で示す。

(ヒューリスティックの不思議)

実例2 天然・自然の食材ほど安全・安心か？

■アレルギー物質（小麦、ソバ、卵、乳製品、落花生・・・）

■実際には食中毒菌（鳥刺し、レバ刺し、生カキ・・・）

■水銀（マグロ、クジラ、メカジキ、キンメダイ・・・）

■有毒化学物質（フグ、キノコ、生大豆、青梅、ギンナン、ジャガイモ、ホウレンソウ、タバコ、酒、塩、焼肉、コーヒー、焼き魚・・・・）

結果： 天然・自然が安全ではないことがわかる

実例3 自然は慈愛にあふれている

■すべての野菜や果物は天然の農薬を含む。

■うち52種類を調査し、27種類の天然農薬には発ガン性があった。

■この27種類はほとんどの食品に含まれていた。

■私たちは平均毎日1.5グラムの天然農薬を食べている。

■その量は野菜や果物が含む残留農薬の10000倍以上にも達する。

■すなわち野菜や果物が含む農薬の99.99%は天然ものに由来する

■残った0.01%の合成農薬を恐れて、無農薬を選ぶのか

99.99%天然農薬（天然化学農薬）・・・
0.01%は残留農薬（合成化学農薬）と構造一致

Algorithm（アルゴリズム）と Heuristic（ヒューリスティック）、皆さんももう一度考えて見てください。意外なことに気付かせられませんか。

食品の安全を守る仕組みと誤解

1. 安全の目標*と厳しい規制**

2. 安全性を守る努力と規制の遵守

3. 検査***と違反の発見****

4. 行政処分と改善

Plan

Do

Check

Action

* 絶対安全(ゼロリスク)ではなく、実質安全を目指す。
** 対策を始める目安・安全と危険の境目はない!
*** 通常「抜き取り検査」・「全品検査」は不可能
**** 「検査をすり抜けた違反食品」を食べても
危険がないように、厳しい基準値を決める。

　間違ったうわさ話にだまされない科学の知識、自分の思い込みではないかと考える余裕が大切です。

判断の大事な条件＝信頼

安心 ＝ 安全 ＋ 信頼
感性　　　科学　　　感性

「安心」とは「安全」という言葉を信じられること

分 類 別 索 引

◇全：食品全般に関する記事

番号	発行年月	分類	記事タイトル	頁
1	201207	◇全◇健	身から出る錆 ―生命の仕組み―	1
2	201208	◇全◇健	歯応え食品（食感食品？）に手応え	2
3	201209	◇全	「天地人」を見直し、元気な会社に！	3
4	201210	◇全◇安◇健	正しく怖がる	4
5	201211	◇全◇味	化学的味覚の役割り	5
6	201212	◇全◇味	「蕎麦前」って？	6
7	201301	◇全	ブランドを創る　B＝P＋P	7
11	201305	◇全◇安◇価	幕の内弁当 ―16万キロの旅！―	11
17	201311	◇全	慮の精神	17
18	201312	◇全◇健	「分岐アミノ酸」の健康パワーは 商品開発のヒント！？	18
19	201401	◇全	和食の真髄	19
20	201402	◇全	ストップ・ザ・「こ食」	20
26	201408	◇全◇安	食品表示法施行への備えは如何？	26
28	201410	◇全◇味	「コク味」調味料！	28
30	201412	◇全	「非食産業」ノススメ	30
31	201501	◇全	「定性」と「定量」と	31
35	201505	◇全	食の真髄は「快適性」にあり	35
38	201508	◇全	食の古典	38
39	201509	◇全	非食材から新食材を生む？	39
42	201512	◇全	95％アルコールと99％アルコール	42
43	201601	◇全	新食素材・・・！？	43
44	201602	◇全◇味	味覚改良装置（！？）	44
51	201609	◇全	統計って大切ですね	51
52	201610	◇全	スペシャリスト（specialist）と ジェネラリスト（generalist）	52
53	201611	◇全	「情報食品」が本格的に始動	53
56	201702	◇全	ノートを取る	56
57	201703	◇全◇味	思い込みを捨てろ！	57

番号	発行年月	分類	記事タイトル	頁
63	201709	◇全	日本の知力は大幅ダウン！？	63
73	201807	◇全◇健	今こそ食材王国　繁栄の時	73
75	201809	◇全	「遺伝子組換え食品」に抵抗はありますか？	75
77	201811	◇全	和食の中心にはご飯がある	77
79	201901	◇全	日本的発想を加える	79
82	201904	◇全	優れた品質って・・・	82
92	202002	◇全◇味	小さな技術を注意深く積み上げると、ヒット商品が見える	92
98	202008	◇全◇安◇健	新型コロナ禍時代、今こそアイデアで勝負か	98
99	202009	◇全	新型コロナ禍時代の食産業	99

◇安：安心に関する記事

番号	発行年月	分類	記事タイトル	頁
4	201210	◇全◇安◇健	正しく怖がる	4
8	201302	◇安◇味	「パン」は「ぱん」〜技術が革命をもたらす〜	8
10	201304	◇安	食の安全・安心の基本は「情報を多く出せば苦情は減る」にある	10
11	201305	◇全◇安◇価	幕の内弁当　―16万キロの旅！―	11
15	201309	◇安	玉を見つけて磨こう！	15
21	201403	◇安	食の安全保障	21
26	201408	◇全◇安	食品表示法施行への備えは如何？	26
32	201502	◇安	「ホルモルシス効果」ってご存じですか？	32
33	201503	◇安◇健	品質を担う「情報食品」	33
45	201603	◇安	化学物質DHMOの危険性！？	45
49	201607	◇安◇健	グリシンの催眠作用	49
62	201708	◇安	食品ロボット	62
65	201711	◇安	準備万端？「すべての原料原産地食品表示」	65
66	201712	◇安	機能性表示食品に初の措置命令	66

番号	発行年月	分類	記事タイトル	頁
76	201810	◇安	エリスリトールの復権！？	76
81	201903	◇安	食品と環境（？）を巡る課題	81
87	201909	◇安	国連も提案する 「持続可能な開発目標（SDGs）」は身近な課題	87
88	201910	◇安	小泉環境大臣の当面の課題？	88
93	202003	◇安	「老衰死」の実態は誤飲・誤嚥性肺炎	93
96	202006	◇安◇価	食産業ロボット、パート2	96
97	202007	◇安	ピンチはチャンス	97
98	202008	◇全◇安◇健	新型コロナ禍時代、 今こそアイデアで勝負か	98

◇味：味に関する記事

番号	発行年月	分類	記事タイトル	頁
5	201211	◇全◇味	化学的味覚の役割り	5
6	201212	◇全◇味	「蕎麦前」って？	6
8	201302	◇安◇味	「パン」は「ぱん」 〜技術が革命をもたらす〜	8
9	201303	◇味	女性は食に貪欲！？	9
14	201308	◇味	ホワイトソースで大激論！？	14
16	201310	◇味	「やみつき効果」ヒットの方策！？	16
22	201404	◇味	「腑分け」と「俯瞰」	22
27	201409	◇味◇健	塩加減の近未来は？	27
28	201410	◇全◇味	「コク味」調味料！	28
44	201602	◇全◇味	味覚改良装置（！？）	44
50	201608	◇味	意外と判別が難しい旨味アミノ酸！？	50
57	201703	◇全◇味	思い込みを捨てろ！	57
59	201705	◇味	牡蠣の紫外線処理	59
69	201803	◇味	世界に広がる和食の「輪」	69
71	201805	◇味	和食大好き外国人旅行者の方々は	71
78	201812	◇味	美味しさは「香り」から	78

番号	発行年月	分類	記事タイトル	頁
85	201907	◇味◇健	美味しい和食で健康に	85
86	201908	◇味	魯山人風トンカツ	86
89	201911	◇味	エビは業界を救う！	89
91	202001	◇味	感情を計測する	91
92	202002	◇全◇味	小さな技術を注意深く積み上げると、ヒット商品が見える	92
94	202004	◇味	日米コメ戦争	94
95	202005	◇味◇健	魚肉ソーセージが力強い！ （フレイル対策2）	95
100	202010	◇味	味盲（みもう）について	100

◇健：健康に関する記事

番号	発行年月	分類	記事タイトル	頁
1	201207	◇全◇健	身から出る錆　―生命の仕組み―	1
2	201208	◇全◇健	歯応え食品（食感食品？）に手応え	2
4	201210	◇全◇安◇健	正しく怖がる	4
12	201306	◇健	「オサカナ、好キヤネン」って？	12
13	201307	◇健	酒の功	13
18	201312	◇全◇健	「分岐アミノ酸」の健康パワーは 商品開発のヒント！？	18
23	201405	◇健	モナリザの苦笑	23
24	201406	◇健	「食と健康」の6ジャンル、 もう一度復習です	24
25	201407	◇健	みずみずしい話	25
27	201409	◇味◇健	塩加減の近未来は？	27
29	201411	◇健	「健康な食事マーク」って？	29
33	201503	◇安◇健	品質を担う「情報食品」	33
34	201504	◇健	食品の新たな機能性表示制度	34
36	201506	◇健	ビタミンPの嘆き！？	36
37	201507	◇健	健康食品育成のため、 地域食材に含まれる体に良い成分を公表	37

あとがき

　本冊子は青葉化成株式会社の業務内容をお客様方に知って頂くために編集している「アオバニュース」(月1回発行)の「あとがき」を担当していた筆者が執筆分をまとめたものです(100回分)。不覚にも冊子をまとめるまで、アオバニュース誌の原稿を整理していた方が管理部(副参事)佐藤芳昭氏であることを全く存じ上げませんでした(ご免なさい)。彼の原稿のセレクションが最初の頃とは大分傾向が異なってきていたのは、私の書きっぷりに気が付かれ、上手く合わせて頂いたのでしょう。冷や汗が流れます。人形遣いの事を傀儡師(くぐつし)といいます。そうです、私は佐藤傀儡師さんの術中にあったのです。有難うございました。

　冊子にはもう一人の傀儡師が登場します。パソコンを動かすのが大好きで、主として文章をまとめていた鈴木千枝子です。家外活動大好きの家内なのです。「文章がわかりにくい」とのクレームを遠慮容赦なく連発したり、テニヲハをチェックするのに能力を発揮しました。ただ遠方(神奈川と札幌)にいる孫達と会えない腹いせが見え隠れしたことは事実です。

　本書の発刊にはもう一人、重要人物がかかわっています。金港堂出版部の菅原真一部長さん。お会いした当初は名誉の負傷とやらでホッチキスで仮止めしたおみ足で頑張っておられました。お会いする度の厳しいご指導有難うございましたッ！その後、同じ小・中学校の後輩と知りましたが、長幼の序をお教えするまでには至りませんでした。

著 者 略 歴

鈴木建夫（すずき・たてお）：

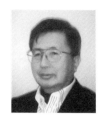

1943年仙台市生まれ。仙台二高、東北大学・大学院
修士課程を修了後、東北大学農学部に奉職(この間、
米国国立衛生研究所NIH)。農林水産省に出向して、
本省・研究開発課長、食品総合研究所・所長、理事長
を経て、宮城大学にて食産業学部の開学へ。研究科
長・教授として任にあたり、名誉教授。農学博士。瑞宝小綬章を受章。
青葉化成株式会社・研究開発顧問。

食のアラカルト

令和2年11月28日発行　初版発行

著　者	鈴　木　建　夫	
発 行 者	藤　原　　　直	
発 行 所	株式会社金港堂出版部	

仙台市青葉区一番町2丁目3番26号
電話 仙台 (022)397-7682
FAX 仙台 (022)397-7683

印 刷 所	笹氣出版印刷株式会社

ISBN978-4-87398-134-5